（原书第2版）

家有顽童

孩子有了多动症怎么办？

[美] 文森特·莫那斯特拉
Vincent J. Monastra —————— 著

雷秀雅 韩 璞 —————— 译

重庆大学出版社

译者序

当重庆大学出版社的王斌老师联系我翻译莫那斯特拉博士所著的《家有顽童：孩子有了多动症怎么办》这本书时，作为从事特殊儿童教育研究的心理学工作者，我毫不犹豫地接受了他的邀请。在此之前，我曾有机会拜读过莫那斯特拉博士的一些著作，知道莫那斯特拉博士是美国在治疗"注意力缺陷多动症"（ADHD）方面知名度较高的临床心理学家，并且在国际上也享有盛誉。不过，这仅仅是我欣然接受此翻译工作的一个原因，更重要的原因是我希望这本书能够给那些被注意力缺陷多动症孩子所困扰的家庭提供支持和帮助。从事特殊儿童教育研究多年，我目睹了众多拥有特殊儿童的家庭的喜怒哀乐。多少次，我被孩子父母博大的亲情所感动，我佩服他们为孩子所付出的不寻常的努力。在我尝试着通过各种方法帮助那些孩子和他们家庭的过程中，有一点让我坚信不疑，那就是对孩子的康复起主导作用的是父母。换句话说，只有父母掌握了正确的方法，孩子才能得到良好的治疗。现实生活中，由于人们对自闭症、学习障碍及注意力缺陷多动症等儿童期常见的精神失调病症的不了解和误解，从而使许多孩子没有得到及时治疗，进而导致他们无法获得人生应得的成功。不仅如此，这些孩子和家长在日常生活中，还承受了许多鄙视的态度和目光。最令人心寒的是，学校原本是他们应该得到最多支持与帮助的地方，事实却是这些孩子的家长为了让孩子能得到一个在普通学校就读的机会而不得不四处奔走。许多家长告诉我，孩子上学后，他们最害怕学校来电话，害怕哪一天孩子因无法遵守学校的纪律而被撵出校门。尽管现实情况这么不尽如人意，但我还是对我所从事的特殊儿童教育事业充满了信心，因为，我在开办各类心理培训班讲座时发现，许多来听我的课并且热心提问的学员都是患儿的老师和家长。他们大多是自费来学习的，这是患儿的福音，当然也是我国特殊儿童教育事业的希望。我希望这些患儿的家长和老师能够掌握一些了解及帮助这类孩子的有效方法。我曾经答应过许多患儿的家长，要为他们写一本实用手册之类的书，莫那斯特拉博士的这本《家有顽童：孩子有了多动症怎么办》正是我想向家长和老师推荐的那种类型的书。为什么呢？原因就在于《家有顽童：孩子有了多动症怎么办》这本书具有以下几个特点：第一，莫那斯特拉博士作为儿童精神科医生，有着丰富的临床经验，而且他还是一位出色的老师，知道患儿的老师和家长们最需要什么。第二，《家有顽童：孩子有了多动症怎么办》全方位地向我们介绍了注意力缺陷多动症儿童的病症及具体应对方式：注意力缺陷多动症儿童的生理特征；药物在治愈注意力缺陷多动症中的真正作用；注意力缺陷多动症儿童的营养搭配；学校应当如何帮助注意力缺陷多动症学生；如何根据注意力缺陷多动症儿童的具体情况制订相应的课程计划；注意力缺陷多动症儿童性格及情绪控制等方面。第三，到目前为止，《家有顽童：孩子有了多动症怎么办》是有关注意力缺陷多动症儿童的最通俗易懂、最实用的一本书。

我和我的研究生在工作和学习间隙一起译完了莫那斯特拉博士的《家有顽童：孩子有了多动症怎么办》这部著作，由于莫那斯特拉博士的书写语言较为通俗，因此，我们在翻译中没有遇到什么困难。翻译时我们抱着和莫那斯特拉博士同样的心境，就像是和患儿的家长聊天，这无形中给我们的译文平添了许多感情色彩。身为特殊儿童教育的心理学工作者，我们在完成译稿后获得了一丝安慰，因为我们相信这是一本对拥有特殊儿童的家庭和学校，以及儿科医生、基础教育工作者、心理咨询师等有一定价值的参考书。

这里我们首先感谢莫那斯特拉博士，是他让我完成了一个给患儿家长的承诺；其次感谢重庆大学出版社，感谢他们给了我们这样一个尽本职的机会；最后感谢所有为注意力缺陷多动症孩子的人生不懈努力的家长和老师，感谢你们的爱心给我们的事业带来的支持。

雷秀雅　2018年10月

第二版序

十年前，我坐在同一台电脑前面，写着《家有顽童：孩子有了多动症怎么办》的第一版。当我停下来，回顾自那以来我生命中发生的一切，我很惊讶。十年间发生了太多变化。十年过去，一个刚学骑自行车的孩子开始学开车了；十年过去，我的两个孩子长大成人，去上大学了，两个小孩子又走进我的生命，我和妻子重回"父母即老师"（PAT）项目，帮助小孩进行棒球训练，去假期圣经学校，教会我们的孩子人生中最重要的事。

过去十年，你也经历了相当多的变化吧。也许你已初为人父母，也许你意识到孩子患有注意力缺陷多动症，也许你想尽办法帮助你的孩子。希望《家有顽童：孩子有多动症怎么办》第二版能够帮助你养育一个自信快乐的孩子，告诉他：人无完人，我们都有天赋、有能力让世界更美好。

第二版会告诉你关于注意力缺陷多动症诊断研究的最新进展、新的药物以及心理疗法，帮助改善孩子的注意力，减少在家庭、学校和操场上的冲动和多动。第二版还有教育领域的新举措，其中最重要的是强调学校环境由欺凌统治转变为尊重每一个孩子。这本书指出这些改变并且指导你帮助学校为孩子创造安全氛围。

最后，这本书帮助你教会孩子认识生命的价值，前一版主要提供生活技能教学，这一版在此基础上增加了价值观教育，比如慷慨、善良和同情心。我认为对注意力缺陷的治疗，关键是不仅要帮助孩子改善注意力，还要教会孩子领悟生命中最重要的价值。

前　言

　　我早年行医时发现，如果家长能用细心的呵护和精心的管教来抚养孩子的话，那么大部分孩子会用积极的反应来回报家长所付出的努力。但是，确实有一群孩子和大部分孩子不一样，他们数量不多却很值得关注。这些孩子每周都会来我的办公室。每次来了以后，他们的家长都会向我诉说他们费了多大劲去让这些孩子学会聆听、遵守纪律、记得做家务、完成家庭作业、打扫卧室、与兄弟姐妹和睦相处、控制情绪以及与同伴建立友谊，每次都是如此。尽管略施小计就可能让一般小孩在这些方面有所进步，但是对于那一小部分孩子的家长来说，会谈的内容却往往变成了他或她一周以来对一次次

"伟大失败"的回顾。

对于失败，我们恐怕还能忍受，但是假如接下来家长们想要通过谈话让孩子对自己的行为作出解释的话，那可能就更要命了。如果你曾经同患有注意力缺陷多动症的小孩交谈过的话，可能就能体会我提到的这种感受了。有时注意力缺陷多动症患儿只是在那儿绕来绕去却从不切中主题；有时如果你不再三重复问题，他们就不会把注意力集中到你的问话上。然后呢，正当你确信他们听到了问题时，他们给你的回答可能就是简单的一句"不知道"，或者很无奈地耸耸肩。更有甚者，当你还没蹦出两个字来他们可能就已经爆发，疯跑出房间了。最让人惊讶的是谈话中孩子们还经常会撒谎。我曾目睹过这样的情景，小男孩不承认自己不守规矩在晚饭前偷吃了巧克力，哪怕他满手满脸都留有巧克力的痕迹。

大约25年前，我迎来了研究生学习生涯里最重要的一周。那是初夏时节，我被叫去给两个十多岁的男孩作评估。其中一个孩子的家长在学年之初向孩子许诺，只要他取得好成绩就给他买一辆昂贵的汽车作为奖励。另一个男孩的家长则运用典型的"禁锢教育"策略，除非孩子的成绩提高，否则他将被一直剥夺看电视、玩游戏机、用电脑等一切活动的权利。你认为哪种策略会更有效呢？是巨大的诱惑还是严厉的惩罚？事实证明，两种都没有效果。

　　让我们先看看承诺给孩子昂贵奖励的家长吧。他们告诉孩子，如果他能在学年内完成所有家庭作业，不缺席一堂课，不被罚去面见校长，然后所有课程只要能勉强及格，他就能得到一辆汽车。结果，孩子的表现还是没能满足家长的条件。虽然在这一年里，家长用尽了各种手段：催促、提醒、鼓励、威胁、大吼甚至哭泣，最后得到的只有失望。他们只好把孩子带到我这里来接受治疗。他们甚至用了伤人的话语去描述自己的孩子，"我们的儿子肯定是哪儿有毛病"。

　　另一个孩子的家长采取了不同的方法。他们为了激励孩子在学业上取得进步，限制了他的一切活动。他们告诉孩子，"你被完全'禁锢'了"。孩子不能打电话，放学后或者周末不能与朋友联系，不能参加学校除学习以外的任何活动，不能看电视，不能玩电脑或游戏机。小男孩必须得用他全部的时间来完成作业和学习，然后好好休息，第二天继续学习新的任务。家长的条件很简单：只要期末能通过所有考试，他就能获得自由。然而，男孩根本做不到。他失去了整整一年的自由，之后被带到了我的办公室。一开始我以为这家人在开玩笑，直到我看到了小男孩脸上的表情后才知道，这不是玩笑，而是一个不幸的事实。

　　大家可以拿出两分钟来思考一下这两个孩子的真实故事。让我们来换位思考一下，假如你的父母答应只要你按时上学，不惹麻烦，完成所有作业，最后通过考试就能给你买辆汽车，我不知道你们会怎么样，如果是我的话，我会做的事情可能就是和家长谈好汽车的品牌、款式和颜色，然后在期末顺利完成学习任务，最终怀着感恩的心情驾驶着我的新车自由驰骋。换到另一边，如果我的家长完全限制我的自由，等我一开始的愤怒过了以后，我必然会下定决心不惹麻烦，完成作业，然后圆满结束所有那些可笑的课程。对我来说，毫无疑问我能满足家长的那些要求。对你来说一定也是这样——只要你不是注意力缺陷多动症患儿。

　　然而，如果你确实患有注意力缺陷多动症，就像我在上文中提到的那两个孩子一样，那将截然不同。你可能会闲游乱逛或者经常试图悄悄溜走；在学业上你会不断失败，使得家长和老师说你没有动力，学习态度不端正，或者"你只要再努力一点就能做得更好"；在家里，你会逐渐远离父母，从而切断了自己获得爱与自信的最重要的来源。我见过太多以悲痛和灾难告终的情境。

　　这本书汇集了我过去三十年所积累的关于如何帮助注意力缺陷多动症儿童获得成功的所有知识。它涵盖了医药学、营养学、教育学以及心理学的研究成果，并以指导手册的形式呈现给广大家长和开展家长培训的健康关怀专家。同时以我的诊所为例，书中也展示了在门诊环境中如何提供全面的临床护理。这本书所引用的更详细、更科学的研究介绍可以在我2008年的书中查找，书名为《释放注意力缺陷多动症儿童的潜能——临床实践模式》(*Unlocking the Potential of Patients With ADHD: A Model for clinical Practice*)，也可以在本书的参考文献中查找。

《家有顽童：孩子有了多动症怎么办》的第二版是按照我的诊所中给注意力缺陷多动症孩子养育培训的结构来编写的，本书的重点是教授养育策略，而非详尽地介绍这个领域的研究文献。本书中的前十章涵盖了我在诊所教授的育儿课程中提供的材料。作为一名没有参与我的诊所现场课程的读者，您将获得额外的两节课程，这两章讨论在我的诊所给孩子治疗的早期阶段中父母经历的常见问题。

作为临床心理学家，我在注意力障碍临床研究活动中，通过与精神科医生、儿科医生、家庭从业人员、教育工作者、咨询师和发展专家合作，成功治疗了约15 000名患者，获益良多。我的任务是亲自面谈和检查这些孩子的医疗和教育记录，提供心理和脑电图评估，然后依靠医师的专业知识来确定儿童注意力和行为控制问题的医学原因。这些评估完成后，我和团队成员会提供全面的临床服务，包括家长咨询、脑电图生物反馈和患者的社会技能训练。同时也帮助医生通过定量的脑电图评估、神经心理测试，以及从家长和老师那里收集的药物治疗期间的行为情况，来监测儿童对药物的反应。

如果你想激发出孩子最好的表现，那么你需要向成功地治疗了儿童和青少年注意力缺陷多动症的人求助。虽然你所在的城市或许没有像我的注意力障碍诊所这样的综合性治疗中心，但可能有经验丰富的治疗师、教育顾问、心理学家和医生，他们会帮助你。孩子的医生，地方医疗中心，或所在地区的一所大学的心理学系，精神病医师，社会工作机构，教育机构，体验中心和言语治疗中心都是很好的资源，你可以将这些资源整合起来帮助孩子治疗。注意力缺陷多动症孩子的家长支持小组也可以为你指引正确的治疗方向。

当我开发我们诊所的育儿项目时，我感到有诸多困难，比如现有资源的复杂以及怎样将这些信息很好地组织运用。同时，我发现大量注意力缺陷多动症患者的养育者也患有注意力缺陷多动症。因此，我将这本书写成一系列连续的课程，每次学习一节课。因为我意识到在读完下一章之前，生活不能停顿，所以我试图加入特定的"生命线"，让你在阅读本书时能够使用。

我们先一起来看一下注意力缺陷多动症形成的原因。当你了解到孩子注意力涣散、冲动、多动等各种问题的出现有可能是受到了生物学因素的影响时，我希望这能减轻你身为家长在面对孩子问题时可能产生的愧疚感。当你开始明白注意力缺陷多动症的成因，你就会知道为什么别的家长用来养育孩子的策略用在你自己孩子身上会没有效果。注意力缺陷多动症并不是那种只要家长在抚养过程中加入某种具体类型的矫正就能神奇地产生效果的医学症状，同时也不能被目前任何一种医学或心理学疗法所彻底治愈。

注意力缺陷多动症是一种对人的成功能力产生深刻影响的病症，患者无论是在家、在学校、在工作，还是在社会交往中都深受其害。但是，注意力缺陷多动症患儿在注意力改善、行为控制和社会技能学习方面是能取得进步的。尽管很多老师、医生、心理学家和其他健康关怀专家都能协助你帮助孩子最终取得成功，但是到头来你会发现，在这个过程中只有你才是孩子最重要的老师和最有力的支持者。

首先，你和医生需要确定，你孩子的听力、学习和控制行为与情绪的能力并没有受到其他生理问题的影响。为了帮助你了解那些有可能涉及的生理问题，我对能导致注意力、情绪和行为控制力损害的其他生理障碍进行了论述。此外，当医生进行会诊时，他可能会要求你考虑进行药物治疗，因为药物干预能减轻注意力缺陷多动症的一些核心症状。鉴于药物问题是注意力缺陷多动症的常规讨论话题，我将对最主要的及次要的药物治疗进行描述，以期能帮助你理解这些药物是如何对注意力缺陷多动症起作用的。我还希望让你了解医生是怎样用定量脑电图来更好地对症下药，以降低药物的副作用带来的风险。

其次，除了药物以外，本书还着重提到了在治疗时所必须注意的其他重要干预方法。我给出了关于饮食方面的信息，并想借此鼓励家长们去检查孩子的食物是否充足和全面，毕竟有些食物对于神经功能的正常运转是必不可少的。我也列举了一些教育法规的摘要，当你与孩子所在的学校和地区打交道时，这些信息会对你有所帮助。我一直致力于帮助家长把一些生活技能和价值观教授给孩子，以使孩子无论是在游戏时、上学时、工作时，还是终有一天他们结婚生子时，都能扮演好自己的角色。同时，为了促进孩子的认知与社会性发展，我还仔细查找了一些心理学的治疗方法。最后，我们需要意识到，家长也是人。因此我特意去探索一些方法，目的是为你匀出更多的时间和空间去享受与孩子、爱人、朋友在一起的欢乐时光。本书包含了各式图表和清单，当你需要使用时，可以方便地进行复印。

最后，在工作中我经常跟家长们强调，要想成功有三点是一定要注意的。第一，有些家长每次只学习本书中的某一章，并且认真完成课后的作业，他们的孩子往往是进步最大的。他们明白，要想让孩子在所有问题上都立刻有所改变，这是不可能的，所以他们会专注于某一章的训练目标，然后按照书中推荐的步骤去实现它。第二，在我认识的家长里，大部分成功者都会谨记：随着课程一步步深入，之前学到的知识要持续运用下去。他们通常会把学过的课程制作成活动计划，以后每周都按照计划复习，每当学习了新的课程，就把新学到的活动加入计划中，等到下周时一块儿复习。第三，只有家长坚持不懈，孩子才能获得成功。如果事情不顺利，他们总是提出问题，寻找答案，然后修改教育方法。

你也许会问："我的付出会有回报吗？"如此疑问我也曾有过。为此，我对前来就诊的孩子在经过培训后的表现进行了专门的研究，并且密切关注了他们家长的教养方式。详细的研究结果以论文的形式发表在科学期刊《应用心理生理学与生物反馈》（*Applied Psychophysiology and Biofeedback*）上。一开始，我先确定所有的孩子都进行过注意力缺陷多动症（以及其他生理问题）的全方位评估，并且目前他们正在接受药物治疗。然后，我花时间与学校沟通，让他们能针对这些注意力缺陷多动症患儿制订专门的支持计划。在此期间，家长们也按照本教程开始了抚育计划。到了年底的时候，我们对孩子的情况再一次进行评定，结果是可喜的：根据本书进行系统教育的小孩在家的注意力缺陷多动症症状得到了明显缓解。我真诚地希望你与你的孩子也能像那些取得进步的家庭一样享受成功的快乐！

1

每个人都有一点多动吗

2

造成注意力缺陷多
动症的是基因

3　　药物能治愈注意力
　　　　缺陷多动症吗

4　　营养很重要

5

在校学习

6

**给孩子一个学习的
理由**

7　**课程计划是教育孩子**
成功的关键

8　**性格可以继承，但情绪**
控制是习得的

9

**喊叫不能解决
所有问题**

10

**你真正想让他们
学什么**

11 父母也是人

12 来之不易

1

每个人都有一点多动吗

作为一个经常坐在电视机前不停更换频道打发时间的典型美国人，我常常在电视里看见如下的场景：两把椅子，一张咖啡桌，一束塑料假花，一堆摆在背景墙里的书，一位主持人，一位在演播现场的专家（通常是支持某个观点），还有一位通过卫星连线反对这个观点的专家。"注意力缺陷多动症"成为他们多次讨论的主题。

　　电视场景一成不变，在现场的专家给出的"注意力缺陷多动症"的定义内容也大致相同。

　　"注意力缺陷多动症"是一种器质性障碍，具有注意力不集中，有时伴有（或者不伴有）活动过度的特点。有些症状会在12岁表现出来，并且不会随着年龄的增长而消失，有可能影响人的一生。被诊断为"注意力缺陷多动症"的患者不能集中注意力，行动前不加思考，不能聆听他人的指令，并且在学校里不能集中注意力，不能完成作业。这样的孩子很有可能会辍学、滥用药物，并且注意力缺陷多动症最终影响他们的工作和婚姻生活。

　　电视现场正方专家往往会极力说明，注意力缺陷多动症有着器质性的基础，是遗传的，并且是由某类生物化学的不平衡引起的。

与此相反，反方专家则认为"每个人多少都会有一些多动症状"。这类专家声称注意力缺陷多动症是由制药公司和一些医生打造出来的，他们不过是想通过销售药物从中获益而已。一般来说，反方专家会指出给孩子使用药物的危害，并且声称正是药物的使用使得孩子们可以不用为自己的行为承担责任。有时候，节目也会邀请一位人类学家。人类学家认为，患有注意力缺陷多动症的孩子就像生活在现代社会中的狩猎者，尽管现代生活中的人们已经快要忘记狩猎这个职业。这种电视访谈节目的结果，往往是罗列了一些注意力缺陷多动症的症状，同时建议，如果你的小孩表现出上述症状，最好带他去看医生。

从表面上来看，这个结论听起来不错，然而，它却回避了最关键的问题。注意力缺陷多动症真的是一种亟须治疗的生理病状吗？或者它仅仅是人们用来逃避责任的一个术语？还是为了售药给孩子们以谋取大量经济收入的借口？为寻求这些问题的答案，1998年，美国国立卫生研究院（NIH）组织召开会议，探讨对注意力缺陷多动症的诊断和治疗。在这次为期3天的会议上，我和其他众多研究注意力缺陷多动症的专家汇聚在贝塞斯达，回顾了注意力缺陷多动症产生的原因及其治疗的科学依据。因为注意力缺陷多动症是现今我们研究中常见的一种障碍，因而研究院也就有可能通过上千个实例进行科学验证。根据这次的回顾，研究院推断，未经治疗的注意力缺陷多动症确实是一种缺陷，它使得一个人很有可能在学校里遭受失败，更有可能陷入物质滥用和从事犯罪活动，也会使人在工作和社交上遇到困难。

注意力缺陷多动症的诊断基于这样一些症状：注意力不集中、多动、冲动，并且这些症状影响到了家庭、学校、工作或者是社交行为。医生、心理学家和其他健康中心的合格专家对注意力缺陷多动症的诊断也是基于在美国精神病协会《精神障碍诊断与统计手册（第5版）》（DSM-V）中提到的这些症状。对注意力缺陷多动症的诊断通常需要以下五个标准：（1）症状的程度；（2）症状的初发年龄；（3）症状呈现的情景；（4）在学校工作和社交中的功能缺陷；（5）这些症状不是由其他心理或身体上的障碍造成的。

确诊注意力缺陷多动症的五项基本标准

（1）第一条诊断标准：个体显现出注意力不集中、多动—冲动方面的症状程度。症状程度也许听起来会显得很奇怪（难道不是所有注意力缺陷多动症患者都表现为注意力不集中和多动吗），事实上，并不是所有的注意力缺陷多动症患者都会有注意力不集中的表现。同样的，也不是所有的患者都会表现出多动或冲动，这确实是很令人费解的一个问题。患注意力缺陷多动症的儿童至少要符合注意力不集中和多动—冲动两类具体症状中的6个症状，16岁以上的青少年以及成人至少要符合5个症状，并且症状至少持续6个月。如果患者只表现出注意力不集中的症状，那么他们就符合注意力缺陷多动症的一种类型，即注意力缺陷为主型(predominantly inattentive presentation, I)，或是患者只出现多动—冲动症状，则多动—冲动为主型(predominantly hyperactive impulsive presentation, HI)。如果患者同时表现出注意力不集中和多动—冲动的症状，他们就符合注意力缺陷多动症混合型(combined presentation, C)的标准。

对注意力缺陷多动症亚型的定义有些复杂，因此，有些学者用注意力缺陷症（ADD）来定义那些只有注意力问题的患者，同时用注意力缺陷多动症来定义那些以多动为主要问题的患者。这种情况在注意力缺陷多动症的会议和媒体讨论中可能会继续存在。但是在当前医生、心理学家和其他精神卫生专家所使用的《精神障碍诊断与统计（第5版）》(DSM-V)中将注意力缺陷多动症主要分为三类：注意力不集中为主类的注意力缺陷多动症；以多动为主类的注意力缺陷多动症；以及注意力不集中且多动的注意力缺陷多动症混合症。在本书中，注意力缺陷多动症包含上面所提到的三种类型。

下面是DSM-V中对上述术语的详细解释：

注意力不集中

在DSM-V中，注意力不集中的行为表现有9种，同时患者必须经常表现出这些行为。以下是对这些行为的详细描述：

a.在学习、工作及其他活动中，不能密切注意细节或经常发生由于粗心大意所致的错误（例如，忽视或遗漏细节，工作不准确）；

b.在学习或游戏中，经常难以保持注意力（例如，在讲座、谈话或长时间的阅读过程中，难以保持注意力集中）；

c.与别人说话时，经常表现为心不在焉（即使在没有任何明显分心的情况下，也心不在焉）；

d.经常不能按要求完成功课、家务或工作任务（任务开始后很快就不能集中注意力，很容易分神）；

e.经常无法安排好作业或活动时间（难以安排好作业顺序，难以整齐摆放物品，工作杂乱无章，时间管理不好，不能按时完成任务）；

f.经常回避、讨厌或勉强参加那些要求高度集中精力的作业（如课堂作业、家庭作业；对于大一点的青少年和成年人而言，则表现为如准备报告、填写表格、阅读长篇论文）；

g.经常遗失作业或活动所需的物品（例如，学习资料、铅笔、书本、玩具、钱包、作业本、眼镜、手机）；

h.经常因外界刺激而分散注意力（对于大一些的青少年和成年人，可能受杂念的影响）；

i.经常忘记日常活动中的事情（例如，做家务、跑步；对于大一些的青少年和成年人而言，则表现为忘记回电话、支付账单、按时赴约）。

多动—冲动

在医生、心理学家以及其他持证的心理健康工作者所使用的

《精神障碍诊断与统计（第5版）》手册中，多动—冲动行为共有9种表现。同注意力不集中的行为表现一样，儿童患者必须经常表现出其中的6种行为，才符合注意力缺陷多动症的第一条诊断标准。同样的，16岁以上的青少年需要表现出其中的5种症状。具体行为的描述如下：

a.经常手脚不停乱动，或在座位上不停扭动；

b.在应该坐好的场所，常常离开座位（例如，在教室、在办公室或其他工作场合）；

c.在不恰当的场合常常过多地走来走去或爬上爬下（少年或成人可能只有坐立不安的主观感受）；

d.经常难以安静地做游戏或参加课余活动；

e.经常不停地活动，好像"受发动机驱动"（例如，在餐厅、在会议中，不能长时间待着，长时间待着会不舒服；让其他人感到不舒服或难以与人相处）；

f.经常讲话过多；

g.他人的问话还未完结便急着回答（例如，别人话还没说完，等不及轮到他说就抢话）；

h.对需要轮换等待的事情常常表现出不耐烦（比如排队等候）；

i.经常打断或直接介入他人的事情（比如打断他人的谈话、游戏，或其他活动；没有询问他人或没有经过他人同意就使用别人的东西；对于青少年，可能介入或掌管他人正在做的事）。

根据以上标准，要确定你的孩子是否患有注意力缺陷多动症，他／她至少需要符合注意力不集中或多动—冲动中某一项的6个症状，或者两项综合的12个症状。如果已经符合上述条件，那么他／她已经符合了诊断标准的一部分。

在第一项诊断标准中与上述行为表现同样重要的还有孩子的年龄。由于要将孩子的行为与其他小孩相比较，医生需要让家长、老师和熟悉孩子的其他人填写一份"行为频率"问卷，了解这些人所观察到的孩子的注意力缺陷多动症症状，以及这些症状出现的频率。如果这些问卷显示出，孩子的注意力不集中、多动或者冲动行为要比至少93%的同龄人严重，那么这就是注意力缺陷多动症诊断的强有力的依据。一般来说，医生在做任何一种诊断时，要求孩子所表现出来的症状要比至少93%的同龄人严重。尽管这样的频率调查不足以作为诊断的基础，但它却是医生在诊断时获得线索的重要方式。

（2）第二条诊断标准：儿童最初呈现症状的年龄。要诊断为注意力缺陷多动症，相关症状必须发生在12岁以前，但这并不是说必须是在12岁前被确诊，而是注意力缺陷、冲动或多动的一些症状必须在12岁以前显现。

"儿童必须在12岁以前呈现注意力缺陷多动症的一些症状"这一条诊断标准，比之前的诊断手册中列出的诊断标准更有意义。在《精神障碍诊断与统计（第5版）》之前，儿童最初呈现症状的年龄是7岁。然而，对于多数儿童来说，直到他们上小学二三年级出现完成作业困难情况时，家长或老师才会对其注意力高度关注。即便这时，家长都在充当孩子的"大脑"，他们包办了孩子太多的事情，如不断提醒孩子应该做什么，帮助孩子保持有序状态，不停地为他们解释家庭规矩，以及花费大量时间敦促孩子完成家庭作业。因为家长一直这样做，所以孩子们在小学阶段能保持不错的成绩，直到上中学，孩子们开始难以完成家庭作业，课堂上难以做笔记，难以遵守纪律，家长和老师们才会发现这些问题。

近几年来的医疗研究表明，尽管一些注意力缺陷多动症的诊断是在7岁左右，但是大多数都是在年龄更大时才被发现。根据医疗记录整理研究的结果，我总结出几个基本的阶段。第一个阶段是在3~5岁，这个阶段的小孩精力充沛易冲动，使得父母或其他监护人总在担心他们要面临的潜在危险，并且为保护自己的孩子筋疲力尽，费心地和孩子解释纪律。

第二阶段出现在低年级的最后阶段（大概在小学3年级）。我经常接触到对这类孩子的评估请求，这些孩子不能很好地集中注意力，在完成作业时也有很大的困难。此外，有些五六岁的孩子因为严重影响课堂纪律而被要求接受行为评估。

第三阶段在中学阶段，尽管老师和家长一次又一次地重复、强调，这些孩子在学校里仍然不能完成学业，因而被要求作相关评估。这些孩子经常被认为是缺乏动机或者有情感障碍。注意力不集中的孩子被认为情绪低落，因为他们几乎没有朋友，也不能主动参与谈话，对奖惩没有什么反应。多动—冲动的孩子被怀疑有行为障碍或对立违抗性障碍，因为他们会说谎，和父母吵架，违反学校规矩，并且经常发脾气。

第四阶段在高中阶段，此阶段这些孩子经常被学校处分，并且有可能被劝退学。当然，他们也很少是由学校推荐来作评估的。往往是父母在看了相关电视节目、一本书、一篇杂志上的文章或报纸上的报道之后，才突然意识到自己的孩子有很多相似的症状，但却从来没有被诊断过。

这些孩子在幼儿园时，经常精力旺盛、充满创造力。在小学期间，老师很肯定他们的智力，却也常常因为他们在服从指令、集中注意力以及完成作业时的较差表现而给予额外关注。在中学期间，这些孩子被认为是"缺乏学习动力""如果努力可以表现得更好"，老师是这样描述这些孩子的：他们"本来可以"记笔记，阅读相关书籍和完成作业。学习障碍相关测验也表明，这些孩子在阅读、数学、写作等方面并没有学习障碍（这一点会在第五章详细介绍），这些孩子在课堂上常常有不适的行为表现，会旷课逃学，经常因为违反学校纪律受处罚，也经常被父母惩罚。

最后一个阶段是在高中后，其中大部分的父母因孩子的注意力不集中、无秩序感、不能完成作业而煞费苦心。为了能帮孩子顺利完成学业，他们每天要投入4~8个小时，同时这些孩子也都有专门照料他们生活起居的家庭辅导员。然而，当他们步入大学时，课堂出勤、记笔记、阅读理解、写作及学习等问题则渐渐浮现出来。这些在高中辉煌一时的孩子，到了大学却得为考试而焦虑不已。这一点，连他们的父母也难以解释。

另外，还有一部分向我咨询的家长是因为孩子们的物质滥用或一些法律问题。这些家长深信孩子们本质并不坏，但他们被学校劝退、被炒鱿鱼，或已经辞职、经济状况很差，且经常攻击、谩骂父母。家长们可能刚刚听说注意力缺陷多动症这个词，并且觉得这些症状和自己孩子幼时的表现很相似，因此他们很"希望"孩子能被确诊为注意力缺陷多动症，以解释这些年来种种不适的行为表现。

根据以上研究，健康护理专家认为注意力缺陷多动症的诊断是没有年龄限制的，并不仅仅局限于童年早期，也并非得在初中或是高中，它会持续并且影响一个人的一生。因此，抛却孩子年龄这个因素，如果他在12岁之前表现出很明显的注意力缺陷多动症的症状，则符合了第二条诊断标准。

（3）第三条诊断标准：症状出现的场景。由注意力缺陷多动症症状导致的缺陷至少要在两个场景中出现（如家庭、学校、工作或者社会交际）。这并不是说这些行为频率要超过至少93%的同龄人，而是指注意力缺陷多动症有关症状需要在至少两个场景中表现出来。如果你不得不一遍又一遍地向你的孩子重复指令，如果你不得不无数次地提醒你的孩子不要做某事，而他仍然去做，如果你的孩子总是丢失午餐盒、外套、袜子或者玩具，那么他便在家中呈现出注意力缺陷多动症的症状。同样的，如果你的孩子在课堂上无法集中注意力，忘记写下任务，完成任务但忘记上交，或者总是违反课堂纪律，那么他在学校里呈现出注意力缺陷多动症的症状。如果孩子在家中和在学校都表现出了上述问题，那么他就满足了注意力缺陷多动症的第三条诊断标准。

（4）第四条诊断标准：症状对社会功能的影响。有明显的证据表明注意力缺陷多动症症状对社交、学业或职业功能有影响。这些明显的证据是什么呢？例如，患者的学校测验无法达到孩子平均智力的测验水平。此外，我们也可以依据等级期望来判断。如果由于注意力问题，孩子无法记住老师安排的家庭作业，不能把必需的学习资料带回家，不能做好课堂笔记，不能阅读及理解细节，不能写作文，不能做好学习计划或指导，以及不能准备考试等，那这些就可被视为功能缺陷的一个标志。同样的表现还有，没有朋友，不能解决与同伴之间的冲突，不能加入有意义的谈话。在日常生活中，如果你的孩子由于粗心、无法集中注意力、无法聆听、无组织性、逃避家庭作业等接收到的是你的愤怒情绪，而不是被表扬和被认可，那么这些症状就影响了他在家的功能。同样的，如果你的孩子由于注意力缺陷多动症症状，被阻止在休息室玩耍，放学后被留校完成作业，被责骂、被贬低或被斥责，被赶出教室，被留级，那么这些症状则影响了他在学校的功能。如果您的孩子有上述表现，那他就符合了注意力缺陷多动症的第四条诊断标准。

（5）第五条诊断标准：排除其他生理或心理疾病。在我看来，最后这条诊断标准经常被健康护理专家忽视，即排除其他生理或心理疾病。严格而谨慎的相关医疗检查是当代对待任何一种疾病的科学态度，但是有些人对在确诊注意力缺陷多动症前进行血液检查或其他诊断这一程序有些质疑。在此，我强烈建议大家要进行一个相关的全面检查。我接下来解释其原因。

说起注意力不集中时，您是否考虑过，注意力不集中可能和低血糖、贫血、糖尿病、甲状腺障碍、睡眠及呼吸困难、过敏或维生素 D、维生素 B、锌钙镁摄入不足有关？您知道学龄儿童和青少年睡眠不足、不吃早餐会导致课堂上难以集中注意力、记忆困难、难以完成作业吗？您知道读写时注意力问题可能是由视觉跟踪、集中问题造成的吗？而这一点是不容易在常规视觉检查中被查出来的。您或许知道，也可能不知道。我很惊讶地发现在我们诊所每年有至少10% ~ 20% 的注意力缺陷多动症患者存在一种以上的问题。但是如果您不知道注意力问题、多动—冲动可能是由其他生理原因造成的，那么您有必要参考一些相关资料或上网搜索了解相关知识。

同时，作为医生必须知道，上述原因都可能导致孩子注意力不集中、冲动和活动过度。我参与过近1 000例有着明显注意力、行为控制问题患者的评估及治疗，这些患者中从来没有任何一个在来找我之前做过医学评估。事实上，大多医务工作者都认为注意力缺陷多动症的诊断没必要做相关的医疗检查。对于这一点，我是绝不同意的。注意力缺陷多动症或其他疾病都可能导致注意力问题。因此，做排除诊断是非常有必要的，在使用DSM-V 时也是如此。

该手册明确要求，医生、心理学家或其他医疗护理工作者应该在诊断前明确不是由其他生理状况导致了注意力缺陷多动症的这些症状。DSM-V规定"视觉和听觉缺陷、代谢异常、睡眠障碍、营养不良、癫痫应当被看作注意力缺陷多动症症状可能的影响因素"。另外，现有的相关检测既可靠又不贵，且很常见，因此呼吁大家尽量使用。在为医务工作者和心理学家作报告时，我会问他们这样一个问题，如果一个被诊断为注意力缺陷多动症的患者实际上是睡眠呼吸困难，或是饮食不足、低血糖、甲状腺障碍、缺维生素 D、视觉追踪或集中障碍，或是其他生理问题，你们会有什么样的感受？同样的，家长们也应该考虑这个问题，只有确保不是其他生理原因造成您孩子的这些症状，您才可以采取下一个步骤。

家庭作业

在结束这一章之前，请先花些时间来消化一下相关知识。在这一章中，我介绍了注意力缺陷多动症的诊断。如果您认为您的孩子符合这些诊断标准，但是还没有作过评估，也没接受过其他生理健康检查，请立刻带孩子去做检查。同样的，如果您的孩子已经确诊为注意力缺陷多动症，但是还没有接受过能带来相关症状的生理健康检查，我也建议您去做相关检查。为了帮助你评估，你的心理学家或其他心理健康专家会让你呈交全面的生理评估，这里为你提供一份在我的诊所使用的评估报告样例。这可能给您及孩子带来某些不便，但是，如果您的孩子恰巧是属于由其他生理原因造成注意力缺陷多动症症状的人群，这可能是最正确的一个选择！

生理评估

日期：_____ 姓名：_____ 出生年月：_____

主治医师：_____

最近这位患者由于疑似注意力缺陷多动症症状而进行评估，在对患者的生理、成长情况、教育情况、社会背景，以及行为评估量表和注意力与执行功能的神经心理测试结果进行全面检查的基础上，诊断该患者患有注意力缺陷多动症，需要由您进行生理评估，我的评估报告副本将转交给您。

因为注意力不集中和行为与情绪控制障碍的症状可能是由注意力缺陷多动症以外的其他生理问题造成的，所以建议您对此患者进行评估，以排除可能导致注意力不集中和行为与情绪控制丧失的以下疾病：

- 贫血症
- 睡眠障碍（呼吸暂停、睡眠缺失）
- 甲状腺功能障碍
- 低血糖
- 糖尿病
- 锌缺乏症
- 镁缺乏症
- 钙缺乏症
- 维生素 D 缺乏症
- 维生素 B（B_1、B_3、B_9、B_{12}）缺乏症
- 非法的精神兴奋物质使用（青少年、成人）
- 食物过敏（如玉米、小麦、麸质、鸡蛋、乳制品、可可粉、坚果、食用色素等）

为了给这位患者提供有效的临床护理，感谢您协助进行您认为有必要的任何实验和临床评估，开始治疗注意力缺陷多动症之前以排除上述这些情况。

感谢您的帮助。

签名：_____

2

造成注意力缺陷多动症的是基因

正如第一   动症的公开讨论已经数
不胜数。一些美国   症是一种虚构的病症，
它只不过是部分制药   生意而捏造出来的一个
名词。另外一些人则   注意力缺陷多动症，完全
是因为父母把孩子给   注意到了孩子对某些食
物（如小麦或谷物）、   剂的反应，并争辩说饮
食习惯是造成注意力   首。

科学证据表明以   但是与其他所有观点一
样，任何一种说法的   实：公司为了牟利都会
进行某种宣传；"溺   来说都不是件好事，只
不过并没有证据能证   注意力缺陷多动症；同
样的，尽管有的孩子   他生理问题）也表现出
了注意力不集中、冲   注意力缺陷多动症与其
他病症是截然不同的   症状并不是由其他生理
或精神障碍造成的。

我在第一章里提到了，我们不能简单地依靠像注意力分散、冲动、多动这样的表现来诊断某个孩子是否患有注意力缺陷多动症。由于有很多种疾病都能导致这样的症状，所以我们在诊断时先要通过医学的检测来排除那些表现酷似注意力缺陷多动症的病症。举个例子，糖尿病患者如果忽略了饮食上的禁忌或者没有谨遵医嘱，也同样可能在专注力上出现问题。当然，医生不会因此就把他们称作"注意力缺陷多动症"。有贫血症的患者可能会觉得健忘、易疲劳，不能集中精力全心投入工作，并且有可能发展为组织紊乱和情绪暴躁。同样，医生不能把贫血症说成是注意力缺陷多动症。相同的情况也可能出现在低血糖、甲状腺机能失调、某些过敏症、睡眠障碍、缺维生素D、缺钙、缺镁、缺锌的群体中，有视觉问题、听力缺失或者具体某种学习障碍（如阅读、算数、写作表达）的孩子也可能出现类似症状。所以，能引发注意力分散、多动或冲动症状的疾病实在太多了，相应症状的出现并不能表明一个人就患有注意力缺陷多动症。

注意力缺陷多动症的诊断是需要医生全面评定的，做出诊断前医生必须先确定这些症状是由什么原因造成的。在注意力分散、多动、冲动等症状的所有表现中，如果患者表现出了至少6条，而且这些症状在患者最迟12岁时就已经表现了出来，并且相应症状在至少两种环境体系中（如在家里、学校、社区里）被观测到，在至少一种环境体系中影响到患者的重要社会功能，同时还排除了其他病症的可能，那么，注意力缺陷多动症的诊断才可能成立。

然而，仅仅知道了这些，我们还是无法理解为什么在美国，无论家长们和老师下了多大功夫，仍有5%~10%的孩子不能专心听讲，不能集中精力，并且不能控制自己的行为。

什么是注意力缺陷多动症

注意力缺陷多动症的出现与人大脑前额叶的不活跃有着密切的联系。DSM-V指出"与同龄人相比，注意力缺陷多动症儿童显示出更多的慢波脑电图，更少的磁共振成像脑总体积，并且可能出现前皮质后侧成熟延迟"。也就是说，患有注意力缺陷多动症的人，他们体内负责思考、计划、集中注意力、检索信息和保持对任务专注的部位不如常人那么活跃，这就导致了他们很难在学习、工作以及家庭生活中获得成功。通过用各类脑成像技术，如正电子发射断层成像扫描（PET）、单光子发射计算机断层显像扫描（SPECT）、功能磁共振成像（fMRI）或定量脑电图（QEEG），对患有注意力缺陷多动症的儿童、青少年和成人进行检测，我们能发现大部分患者脑内都存在这种明显的"不活跃"。

从20世纪90年代初期开始就有科学报告指出，葡萄糖（糖分）在注意力缺陷多动症患者大脑前额叶产生作用的速率比一般人缓慢。后来我们又发现，氧分在流入注意力缺陷多动症患者大脑前额叶时也会出现典型的流动缓慢现象。再后来，当我们对这些患者进行脑电输出检查时发现，他们前额叶的脑电活动记录同样表现出了"缓慢"的现象。

从2013年起，脑电图的研究非常有吸引力，我和乔尔博士共同开发基于定量脑电图的测试，并获得专利。美国食品和药物管理局（FDA）批准其用于注意力缺陷多动症的诊断。尽管有大量的研究支持这种测试的使用，但一些治疗注意力缺陷多动症的心理学家和精神科医生表示担心这个程序的使用成本。我承认这一程序的开发和使用确实使我获益良多，但是家长们也需要注意，定量脑电图评估的成本与临床评估、行为评估量表的管理和解释以及临床实践中使用的其他心理和神经心理测试成本差不多，从175美元到1 000美元不等，具体取决于所使用的定量脑电图的类型。家长们同样要注意，美国食品和药物管理局决定批准该测试，因为它提高了医生诊断的准确性。提高诊断准确性可以改善治疗效果，降低医疗费用。随着保险公司更加清楚美国食品和药物管理局的决定，我们希望他们能为这种评估提供保障。

到底是什么造成了大脑的"不活跃"

神经成像技术的应用给我们提供了极大的帮助，它使我们能够了解大脑的"不活跃"究竟是怎样产生的。很早以前科学家们就发现大脑细胞间的交流是通过一种叫作"神经递质"的化学物质的释放来实现的。为了让信息能被发送并且被其他细胞接收，细胞必须释放少量神经递质。神经递质穿越细胞间被称为"突触"的部位，然后激活附近脑细胞的接收站（我们把它叫作"受体"）。突触可以防止所有神经递质都被"再次摄取传递系统"（能把释放出的神经递质收回到细胞内）重新吸收回去。如果接收到信息的细胞得到了充分激活，那么同样它又会释放神经递质，接着把信息传递给别的细胞。脑细胞交流的过程就是以这样的方式一直进行下去的。

花几分钟来看一下图2.1吧。你会注意到图中大脑前额叶（特别是前额叶皮层）的部位被突出地涂成了深色。这个脑区对注意力、专注力和工作记忆有着举足轻重的作用。当它被激活时，您的孩子就能排除干扰，并且在一段时间里制造出足够的精神能量来集中在某一件事上。话说回来，如果该区域没有得到充分激活，那么孩子就很难听从您的指挥、理解句意或是"三思而后行"了。

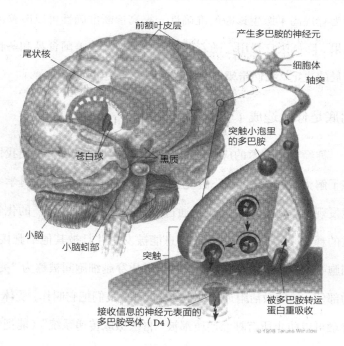

图 2.1　负责注意力与专注的脑区结构图

图2.1右侧描绘的是一个单个的传输细胞与附近的一个接收细胞正在传递信息。传输细胞正把少量的神经递质释放到两个细胞之间的空间处（突触）。您能看到一些神经递质的微粒附着在多巴胺受体上，而其他微粒则被再次吸收回去。附着于多巴胺受体的化学物质使得大脑被唤醒了，而那些被多巴胺传输器再次吸收的神经递质则返回传输细胞，等候下次使用。

尽管神经递质的种类有很多，但研究注意力缺陷多动症的学者最感兴趣的还是多巴胺。其他神经递质（如去甲肾上腺素、肾上腺素）也参与帮助我们注意周围发生的事情，让我们保持平静，使我们能够集中注意力在一件事上，阻止分心的来源，集中精力，理解和记忆我们正在感知到的。这些神经递质存在于跟注意力、思考、情绪控制和运动有关的脑区，主要在额叶、传感器皮层和小脑中。

像多巴胺这类的神经递质在体内产生的根本来源是富含高蛋白的食物，如肉类、鱼类、家禽、鸡蛋、乳制品、某些豆类（如大豆）以及坚果。这个产生的过程主要发生在早晨和中午。虽然我们的身体能够储存一定量的多巴胺，但实际上，无论我们是不是患有注意力缺陷多动症，只要早晨没能吃到含有足量蛋白质的早餐，我们在清晨到上午这段时间内都很难集中精力。如果一个人直到午饭时才吃到蛋白质，那他（或她）就可能在午饭的那一小时内感到缺乏活力和难以集中注意力。

鉴于注意力与饮食中的蛋白质有着密切联系，在治疗中我所强调的一个重要方面就是设法使患者从早餐和午餐中各获得至少15克的蛋白质。此类改善营养的策略我将会在第四章进行重点论述。但是，补充充足的蛋白质并不能治愈注意力缺陷多动症，这点您也一定要明白。蛋白质的主要功能还是在于确保患者的脑细胞能提供足量的多巴胺（以及其他神经递质）来与周围的脑细胞进行"信息交流"。

通过以上分析，我们了解了多巴胺储存量的不足可能造成大脑兴奋性不足，但我们并不能说多巴胺不足就是注意力缺陷多动症产生的原因。相比之下，问题的真正原因似乎与脑细胞试图与周围区域"通话"而释放多巴胺时所发生的事情更为有关。有证据表明，当脑细胞内的"再次摄取系统"吸收回释放出的多巴胺时，注意力缺陷多动症患者吸回的量比常人足足多了70%。这也就意味着，注意力缺陷多动症患者脑细胞向周围传输出去的神经递质量远远少于常人脑细胞传输的量。此外还有证据表明，患者脑细胞在接收多巴胺时，细胞内的"接收器"（受体）也比常人少大约16%。这些特性就使得脑内某个区域的细胞不能被尽快激活。使用定量脑电图、PET 和 SPECT 扫描后，这种不活跃能被我们清晰地观察到。目前的科学研究表明，正是因为脑内不够活跃（兴奋），使得注意力缺陷多动症患者在保持注意力、专注、思考、管理情绪反应和控制行为方面出现了问题。

所有注意力缺陷多动症患儿都会表现出前额叶兴奋性低吗

答案是否定的。过去的20年里，一系列使用定量脑电图的科学研究表明，10%~20% 的注意力缺陷多动症患者，负责持续注意和集中注意力的脑区不会表现出过度的皮质活动减缓。有趣的是，这个研究还发现，这类患者对于兴奋性药物似乎没有什么反应。现在对于判断这种注意力缺陷多动症"亚群体"（他们的大脑前额区域表现出了过度的兴奋）是真的属于注意力缺陷多动症，还是属于某种别的同样会表现出注意力分散、冲动、多动症状的神经性障碍，我们还需要进一步的研究来进行验证。当我问及儿童和青少年他们注意力不集中的体验时，那些前额叶兴奋性低的孩子将其描述为意识丧失——一种类似于"消失"的感觉；而那些前额叶兴奋性高的孩子表示当他们试图集中注意力时，他们会被其他的想法分心。

我的孩子怎么会得这种病症

虽然有的孩子好像也有注意力和神经发展上的障碍，但仔细调查后会发现，要么他们在出生前其双亲有酗酒或吸食毒品的经历，要么他们在出生时受到过损伤，再不然就是他们有过中毒的经历。对于这类孩子，我很难去把他们诊断为注意力缺陷多动症。同样的，如果病人患有糖尿病、低血糖、甲状腺机能障碍、贫血症、过敏症、睡眠障碍、维生素 D 缺乏症或者其他疾病，而同时伴有注意力与行为的问题时，我也很难把注意力缺陷多动症这个词放在他们身上。只有在那些造成干扰的疾病得到充分治疗以后，注意力缺陷多动症症状仍然持续，我才可能进行诊断。

当前我们更倾向于认为注意力缺陷多动症是一种遗传病症。在美国，注意力缺陷多动症的发病率约为5%。然而，在那些双亲中至少有一位也有此病症的家庭里，孩子的患病率就会急剧上升。

大约有57%的成人注意力缺陷多动症患者会生下至少一个同样患此症的孩子。如果您有一个孩子已经被诊断为患有注意力缺陷多动症，那么您其他孩子将来患这种病症的概率就会增加到33%。如果这两个孩子刚好是同卵双生子（同卵双胞胎），那么另一个孩子患这种病症的概率可能会增加到75%。

什么叫遗传性的

注意力缺陷多动症患者已鉴定出多种遗传特征。最常报道的是负责制造多巴胺和去甲肾上腺素转运蛋白和受体的染色体出现问题，患注意力缺陷多动症的儿童具有高数量的反常多巴胺和去甲肾上腺素重吸收转运蛋白，并且这些神经递质的受体较少。这被认为是导致大脑兴奋性低的原因。虽然科学家们对注意力缺陷多动症患者的具体遗传特征存在相当大的争议，但注意力缺陷多动症的超高遗传率是毋庸置疑的。

所有这些意味着什么

注意力缺陷多动症是一种遗传性的生理病症，主要是负责管理情绪、控制行为、集中注意力的脑区没有得到充分唤醒（激活）而造成的。这种"非唤醒状态"似乎是与脑细胞在利用多巴胺和去甲肾上腺素进行交流时出现的问题相关联的。注意力缺陷多动症患者的多巴胺和去甲肾上腺素通路会使过多的神经递质被重新吸收，这就使得周围脑细胞接收不到充足的神经递质。因此，我们的治疗必须要针对这个根本问题，只有这样才能取得显著的进步。

为什么要使用药物来治疗注意力缺陷多动症

药物治疗是针对注意力缺陷多动症最常见的疗法。目前，美国食品和药物管理局已经批准了四种类型的药物：哌醋甲酯类药物［如利他林（Ritalin）、康舍达（Concerta）、弗卡林（Focalin）和麦太达（Metadate）］，苯丙胺类药物［如右旋苯丙胺（Dexedrine）、安非他命（Adderall）和二甲磺酸赖右苯丙胺（Vyvanse）］，抗高血压药物［如可乐定（clonidine）、胍法辛（guanfacine）和胍法辛缓释片（Intuniv）］和去甲肾上腺素重吸收抑制剂［托莫西汀（Atomoxetine）］。一些儿童和青少年会出现严重的焦虑或愤怒控制问题，医生会将治疗注意力缺陷多动症的药物与情绪稳定剂［如阿立哌唑（Abilify）］，抗痉挛药物［如二丙戊酸钠（Depakote）］或抗抑郁药物［如西酞普兰（Celexa）、舍曲林（Zoloft）、帕罗西汀（Paxil）］结合使用。在我们的诊所，当解决睡眠问题、饮食问题以及其他可能导致严重情绪问题的生理和神经疾病（如维生素D缺乏症）时，就不太需要这些药物。

注意力缺陷多动症药物是通过不同机制起作用的。有的药物可以阻断"多巴胺重吸收系统"的活动［如哌醋甲酯（methylphenidate）、利他林、康舍达、麦太达和弗卡林］，这样更多的多巴胺就能使附近的脑细胞活跃起来。有些药物（如右旋苯丙胺）能刺激多巴胺的释放，使更多的这种神经递质能到达接收点。还有一种兴奋剂（安非他命、二甲磺酸赖右苯丙胺）能刺激多巴胺和去甲肾上腺素的释放，并阻碍这些神经递质的重吸收。非兴奋性的注意力缺陷多动症药物主要就是托莫西汀，它能阻断去甲肾上腺素重吸收系统的活动，从而提高这种神经递质的通畅性。抗高血压药物（如可乐定、胍法辛、胍法辛缓释片）与肾上腺素受体结合并降低神经通路的激活，从而降低前额叶高兴奋性，改善攻击和焦虑情况。如果患者补充足量的蛋白质，保证充足的睡眠，未患有与注意力缺陷多动症类似症状的其他生理疾病，那他们是能承受这些药物的。不然的话，如果患者在早餐和午餐都没补充蛋白质，那么药效可能就会减弱，而且出现副作用反应的频率可能会增加（如头疼、失眠、胃疼、易怒）。

针对注意力缺陷多动症的心理学与教育学疗法

健康护理专家共同指出，如果在治疗时能把药物与其他干预方法结合使用，那么注意力缺陷多动症患者在家里、学校或社会上就能够获得更大的成功。无论是个案研究的结果还是控制组实验的数据都能表明，多种疗法的综合运用能产生积极的效果。以下列出了几种方法以供参考：

•开展获得社会支持的活动，争取使学校在学习和生活上都能给孩子提供帮助。

•参加家长抚养培训班，系统学习家庭抚养的策略，使用强化法帮助孩子发展必要的生活技能。

•传授社会交往技能，帮助孩子学会如何开始和保持一段谈话，建立友谊，解决冲突，最后树立自信。

•借助脑电图生物反馈（有时也称为神经疗法），帮助患者控制大脑前额的活跃程度，最终促进注意力与行为控制的发展。

•个人咨询与家庭治疗相结合，让患者诉说创伤、依恋问题、家长不称职的抚养方式以及家庭中极端的亲子冲突和夫妻冲突。

尽管我花了点时间来描述各种方法，但本书并不会把重点放在类似于"其他方法是怎样帮助我的孩子的"这样的问题上。撰写这本书的目的是为了让您学到帮助孩子的方法。书中课程所涵盖的内容涉及了药物、营养、孩子的受教育权，以及能让您孩子迅速成熟起来的抚养方法。虽然您抚养的方式并不会导致注意力缺陷多动症病症的产生，但您还是可以通过做很多事来帮助您的孩子。

家庭作业

当涉及孩子的发展时，家长们总会关注很多方面。本周，我希望您能看看本章最后的清单，上面列有您可能希望孩子学习的课程。选出那些您想教给孩子的项目并做上记号，当我们一起努力来帮助孩子发展技能时，这个清单将被当作一个参考。如果您发现自己在清单上勾出了许多问题，也不要灰心。在今后的课程中，我会专门挑出五六个您迫切关注的问题来讲，这样您就会感到轻松很多。一旦本书中提到的技能变成了您家庭生活的一部分，您再去应付其他方面的问题就会变得轻而易举了。

勾选出了想教给孩子的课程后，我建议您去制订一个"亲子互不侵犯约定"。

亲子互不侵犯约定

在任何一个组织机构中，随意的改变都是不能被欣然接受的，拥有注意力缺陷多动症患者的家庭也不例外。通常，儿童和青少年患者对环境中的细微改变都极其敏感，当他们发现不能像以前一样时，就很可能在言语上或者行为上充满攻击性。为了能搭建起一个教育的平台，制定"亲子互不侵犯约定"是很有必要的。这种家庭规则的第一部分非常简单："在家里，任何人与别的家庭成员相处时都不准叫嚷、威胁、打人、戏弄或者说脏话。"这些行为并不是不会发生，想想看，当您生气时和您孩子生气时都会发生什么？恐怕最平常的就是脏话脱口而出。如果第一部分提到的行为真的发生了，那么我建议您去完成"亲子互不侵犯约定"的第二部分："如果有家庭成员说了伤人的话语或做了伤人的事情，等他冷静下来以后，必须道歉并且做一件弥补他过错的事情。这对家里所有人都适用。"

生活中，当我们做了对他人造成伤害的事情或说了伤害他的话时，我们就应该道歉。这时做一些事情来"弥补"之前所犯下的错误也是不错的主意。我希望我的患者们能理解他们的父母也同样是人，而且要时刻保持对他人的需要和感受的敏感性。所以，如果他们冲着家长大叫大嚷足有15分钟，还在卧室里捶胸顿足，甚至还重重摔门，原因只不过是他们得停止玩游戏，那么这种情况是绝对不允许的。在他们能继续玩任何东西之前，他们需要为自己的行为道歉并且得做点事情来弥补之前的过错（例如，多做点家务；写篇日记分析自己应该用什么更好的方式来代替叫嚷；把为什么要尊敬父母的原因列出来；写日记描述自己喜欢爸爸或妈妈的哪些方面；给家人做些小点心）。我经常对我的患者说，要是你打乱了谁的生活，你就应该道歉并且做点事情使他的生活变得好起来。因此在您开始学习下一章前，好好找个时间，和您的孩子一起坐下来，解释一下为什么要制定新的家庭规则，然后就试着去实施吧。

当我在家长培训班提出这些建议时，我经常会听见家长们发出疑问：何必费这么大劲去让孩子做"弥补"之类的事情，只要直接"限制"他们一天或一周之内的游戏机使用权不就好了。确实，这对很多孩子来说都是有效的。但是，对注意力缺陷多动症儿童来说，您越是采取"剥夺"的手段，孩子的气势可能就越盛，越容易"爆发"；要不然就是不管三七二十一，孩子趁您一不注意就又偷偷玩了起来（毕竟你不可能一直盯着他）。我知道您也可以把游戏机藏起来，或者切断电源，甚至可以建造"坚固的堡垒"来"保护"游戏机。但是说实话，您的孩子很可能会去尝试突破这一道道防线，并且会很享受这个过程，从而忽略了你实际上想要教会他的东西。

虽然会遇到各种问题，但我毫不怀疑还是会有一些精力充沛、坚持己见、态度强硬的家长会去努力推行"剥夺"策略。但是，正如我向那些参加培训的家长解释的一样，我是从长远的角度来思考这个问题的。我是想让您的孩子尽早养成道歉和改正错误的习惯。在健康的人际交往中，当我们的朋友或者同事使我们不高兴时，我们不会从他们身上拿走什么东西；反过来也是一样，当我们使别人不高兴时，别人也不会拿走我们的东西，而当我们意识到自己的错误并想保持一段持久的人际关系时，我们就会道歉，并且设法弥补。为什么不把这些教给孩子呢？

莫那斯特拉博士精选40条：我想让孩子学些什么

1   早晨不需要"自我斗争"就能醒来；
2   早晨穿戴整齐，着装洁净；
3   吃含有蛋白质种类的早餐（鸡蛋、肉类、豆类）；
4   按时吃药；
5   自己刷牙、洗漱、梳头；
6   自己整理床铺，收拾房间；
7   把课本、作业等上课需要的东西放进书包；
8   早晨不与我或者他（她）的兄弟姐妹发生争吵；
9   按时搭乘校车；
10   按时到校上课；
11   记得带上上课所需的课本与材料；
12   记得交作业；
13   上课时安静地坐在自己的座位上；
14   在学校做课堂作业；
15   在课堂上被老师点到名字后起立发言；
16   不打断老师讲课；
17   吃营养健康的午餐；
18   记录下家庭作业的要求；
19   记得把做家庭作业所需要的书和材料带回家；
20   学会如何与其他孩子交谈；
21   学会在玩的时候不打架，并且用友善的方式解决分歧；
22   放学后按时回家；
23   做家庭作业；
24   整理书籍与学习资料，以便作业不会丢失；
25   聆听与遵从家长的指令；
26   回家吃晚饭；
27   尽量吃含蛋白质、水果和蔬菜的晚餐；
28   在尽量不被敦促的情况下主动做家务；
29   与兄弟姐妹以及邻居家孩子和睦相处和玩游戏；
30   收拾好玩具、纸张以及别的属于自己的东西；
31   打扫卧室；
32   不与父母争论；
33   学会通过谈判解决问题；
34   能花时间阅读、绘画、建造、练习语言加工技能，以及做一切需要思考的事情；
35   在表达想法和感受时不说脏话；
36   晚上睡觉前刷牙洗脸；
37   到时间就安静地进屋睡觉；
38   乖乖地在卧室睡觉，能一觉睡到天亮；
39   犯错后能道歉并承担责任，努力弥补过错；
40   做事时能为他人着想。

3

药物能治愈注意力
缺陷多动症吗

　　对使用药物治疗儿童精神紊乱诸如注意力缺陷多动症，在美国存在很大的争议。药物治疗的极端支持者坚称这些药物对儿童是有效和绝对安全的。他们指出几十年的兴奋剂疗法及"双盲"的研究显示，药物对专注力有短期的提高，对多动及冲动行为有一定的缓解作用。另外，他们还指出没有证据表明药物对病人有什么伤害。支持这种观点的人们通过那些注意力不能集中、自控能力较弱、被学校退学的儿童服药的效果来证明自己的观点。在使用药物后，这些儿童能够掌握一定的组织能力，成为全优学生，这使他们的母亲感到特别骄傲。

　　多数父母和健康专家则站在另一个极端，他们对医生给儿童和青少年开兴奋剂类的药物很不放心，他们担心这样会增加注意力缺陷多动症儿童物质滥用的危险，并引用证据说，长期使用苯丙胺（amphetamines）会改变大脑的结构。甚至有人认为注意力缺陷多动症只是医生们和制药公司为了挣钱而使用的一种手段，同时便于那些懒惰的父母很容易就能够管理精力充沛的孩子。他们认为那些孩子因使用兴奋剂而变得毫无生气或者是表现得更加多动和具有攻击性或者产生幻觉。

谁的观点才是正确的呢

我认为上述两种说法都有道理。作为医生，我明白一件事情，那就是了解病人的真实情况。作为一个心理学家，我曾经参与评估和治疗上万例患有注意力缺陷多动症或其他行为紊乱的病人，上面两种观点中所提到的孩子的类型，我都见过。有大量的研究与临床实践证明对注意力缺陷多动症的药物治疗可以提高病人的注意力，使病人有更好的行为控制力，也可以帮助病人学会控制常见的情绪问题，如焦虑、低落和乱发脾气。如果病人在经过全面评估（包括排除其他相关的生理疾病）的基础上确诊，适当调整药物用量，并保证睡眠充足、饮食丰富多样，而不是早餐只吃麦片、午餐只吃薯条和苏打水，那么诸如苯丙胺盐（Adderall-XR）、康舍达、弗卡林缓释胶囊（Focalin-XR）、麦太达和其他药物就会起到积极的作用。

然而，如果诊断儿童患有注意力缺陷多动症只是基于简略的访谈，对父母、老师抱怨的下意识反应，并且药物用量只是基于年龄和体重，对儿童的饮食和睡眠习惯没有更多的注意，那么，此时这些药物就会引起明显的突发问题。在我的诊所，兴奋药物作用不明显的小孩会经常出现。典型实例如下，提姆的父母这样描述他：

提姆自从上幼儿园就很难在学校里安静地坐着。老师觉得他只是精力旺盛，对他在教室里来回走动很理解。之前还算顺利，但今年，老师要求他坐在椅子上写作业时，提姆总是站起来和其他小朋友说话，并因为老师让他坐下而发怒。有一天，事情严重到他向老师扔椅子，老师打电话告诉我们，她觉得我们的孩子患有注意力缺陷多动症。

于是，我们带提姆去看医生，医生跟我们谈了10分钟，让我们填了一张表，上面都是关于提姆的听力、方向感等诸如此类的问题。医生还让我们给老师一张表让她填写。表格全部填好之后，我们又去看了那个医生，他告诉我们提姆患有注意力缺陷多动症。医生向我们介绍了兴奋类药物，我们决定尝试药效能够持续一天的药物，因为孩子只有7岁，医生建议开始只服用18毫克。第一天，跟往常一样，早餐时，提姆没觉得饿，我们给他吃了药，然后他上学去了。

老师告诉我们，他今天表现不错，乖乖坐在座位上，好像很认真，也没有发怒。提姆回来抱怨，他觉得恶心、头痛，但一会儿就好了，中午饭他却没吃多少。到了晚上，提姆像疯了一样尖叫，嘶喊着在屋子里来回奔跑，直到晚上9点时，他筋疲力尽了。

第二天，提姆仍然不吃早餐，吃完药就上学去了。这一天没有前一天那么顺利，但老师说药物还是有帮助的。放学后，我们并未觉得他有任何改善。到了晚上的时候，提姆又开始发作了，我们决定找医生来。

医生说这种现象很常见，他建议我们将药物用量增加到36毫克，使药效可以更持久，我们这样做了。第三天，他的老师告诉我们他拒绝写功课，于是我们限制提姆出去玩，他发起脾气来，在房间里搞破坏，过了一会儿，他又平静了点，但直到11点才入睡。我不知道该怎么办了，只好让医生再来。

医生告诉我们有些孩子要经过一段时间才能适应药物，他让我们在这个月的余下时间里，继续给孩子服用和原来一样用量的药物，并且要回去复诊。那一个月简直太痛苦了，我的儿子吃得特别少，总是与我和丈夫争吵。儿子在学校里什么事也不做。我们见过医生后，决定把药量增加到54毫克。

从那以后，情况也没怎么好转，提姆仍旧不吃东西，非常情绪化、脾气暴躁，在学校里麻烦不断。那个月月底，医生说我们可能应该尝试另外一种兴奋剂。我们让提姆服用了20毫克的苯丙胺盐，然而情况仍旧没有改观。医生又说，提姆可能是其他地方出了问题，建议我们咨询一下精神病学家或者心理学家。因为你是治疗患注意力缺陷多动症儿童的专家，我们就来找你了。

那么，究竟是什么地方出错了呢？这有很多种可能。首先，提姆的医生没有尝试用其他医学现象解释他的症状，另外，也没有对提姆的饮食进行足够的评估，没有检查他的睡眠规律。尽管我在前面已经重申过饮食、足够的睡眠、全面的医学评估的重要性，但如果您希望自己的孩子能够好起来，这些因素是必须强调的。

提姆对药物的不良反应，还有另外一个解释，即另一种神经系统的病变引起了他的症状。在过去的25年里，数十个相关的研究小组研究了数千名患注意力缺陷多动症的患者，发现其中大部分（80%～90%）人的大脑额叶表现不活跃，另一小部分称为"神经生理学群体"的注意力缺陷多动症患者，并没有表现出这种不活跃。

丹尼尔·阿门（Daniel Amen）博士是最早发现这个亚组的一位研究人员，他使用了单光子发射计算机断层成像技术。与其他注意力缺陷多动症患者不同，该组患者大脑皮层表现出极高的活跃性，尤其是在扣带回区域。扣带回高活跃性，并且前额叶活动不过度降低的儿童通常因为注意力、焦虑、情绪或愤怒控制问题而寻求治疗。和我们的研究团队一样，阿门博士的研究小组也发现，哌醋甲酯类药物，如康舍达或弗卡林，对这些患者几乎没有效果。他在很多书籍及专业刊物上介绍了针对此类患者的有效措施。在互联网上也可以找到这些治疗的信息。

另外，一些研究小组利用脑电测定的方法发现一部分注意力缺陷多动症病人的大脑极度活跃，虽然这些病人的比例较小（10%～20%），但已经具有了代表性。我们医疗中心（其他研究小组的研究也证实）通过测量儿童与青少年完成理论性任务时的脑电活动发现，对兴奋剂类药物反应不敏感的孩子的大脑表现非常活跃。这使得我们进一步理解了注意力缺陷多动症患者对药物有着不同反应。

例如，我们知道有相当一部分注意力缺陷多动症患者（15%～35%），使用兴奋类药物治疗没有效果，而且对副作用没有耐受力，当对此类患者进行定量脑电图检查时，很快会发现他们的脑皮层没有表现出任何的不活跃，因此，使用刺激大脑兴奋的药物对他们没有效果并不奇怪。综上所述，如果一个患者的大脑不是"转得太慢"，那么为什么我们要期望兴奋类药物能起作用呢？

由于这项研究，我经常使用定量脑电图来评估是否患有注意问题或多动—冲动病症。我发现，这在以下情境中更有帮助，当儿童对兴奋剂类药物反应不佳时，当怀疑医学是否能帮助治疗孩子的注意力问题时，当父母不愿意使用药物治疗注意力缺陷多动症时。正如一位父亲所说，"如果注意力缺陷多动症是一种生理疾病，那么应该具有某些体征表现"。

2013年，美国食品和药物管理局同意定量脑电图技术，并且批准将我与乔尔博士共同研发并获取专利的定量脑电图测试应用于注意力缺陷多动症的诊断。这项定量脑电图测试的原理比较简单。我告诉受评估的父母和孩子：

大脑和心脏一样也有跳动节拍，并且和心脏一样，它活动越强烈，跳动速度越快。我们了解到当大脑跳动太慢时，我们很难集中注意力并保持安静，而大脑跳动太快也可能造成问题。我们的心脏也是如此，跳动太慢或者太快都有问题。所以我们将放置一些小的听诊器在你的头顶，看看你的大脑跳动的频率。

然后我让他们看一下孩子大脑跳动的图片，在10～20分钟内我们准备开始测试。根据评估所使用的定量脑电图的类型，测试需要20～30分钟的时间。

这个过程是无痛的，我诊断的几乎所有的孩子都乐意观察他们的大脑跳动。然而，我发现有触觉敏感的孩子经常需要触摸传感器，并且看着我把传感器放在父母身上。如果孩子对陌生人的触碰感到特别不舒服，我会让家长帮助我放置传感器。在对上千名患者进行评估时，只有一次我没有完成这一程序，那个孩子第二天又来到了诊所，并且很好地完成了这个测试。这种测试的结果很容易给儿童、家长和老师们讲解，帮助大家更好地了解注意力缺陷多动症的生理基础，帮助实施适当的药物治疗和教育干预措施，并降低孩子发生药物不良反应的概率。如果您生活的地方做定量脑电图很方便，我建议您最好考虑带孩子去做一下检查。

所有的儿童都需要兴奋剂吗

在本章中，我主要想谈一件事情，即对注意力缺陷多动症患者治疗时不同类型的药品的使用。根据症状不同，有些孩子可以使用哌醋甲酯类的药物（如康舍达、弗卡林），有些使用苯丙胺类药物（如安非他命、二甲磺酸赖右苯丙胺），有些则使用不含兴奋剂的药物（如托莫西汀），有些则使用抗高血压的药［如可乐定

（Catapres）、胍法辛］，还有一些药物，包括刺激性抗抑郁药［如威博隽（Wellbutrin）］、抗痉挛药［如二丙戊酸钠、痛痉宁（Tegretol）］、选择性5-羟色胺再摄取抑制剂抗抑郁药。我会用本章的余下部分讲述每一种药是怎样改善您孩子的状况的。

治疗注意力不集中、多动、冲动的药物

治疗注意力缺陷多动症的核心症状（注意力不集中、多动、冲动）最初的方法是使用兴奋剂。正如我在第二章提到的那样，这些药物可以使更多的多巴胺被释放或者阻碍多巴胺的运输和重吸收，从而增强脑细胞的活跃性。当一个人服用像右苯丙胺这样的药物时，通过释放多巴胺进行信息交流的脑细胞会被刺激从而提高活跃性。这样，提高了多巴胺的可用性，可以帮助负责注意和行为控制的脑细胞之间的交流。

同样的方式，其他药物如利他林、哌醋甲酯、康舍达、麦太达和弗卡林，通过使多巴胺重吸收和运输系统忙碌，而增强运载多巴胺的脑细胞的交流。当脑细胞释放一点它们的神经递质时，多巴胺重吸收和运输系统就会去收复这些"果汁"，用来发送另外的信息。像药物利他林（或类似的）会与这些重吸收和运输者结合，阻止它们"捕获"多巴胺，这样一来，多巴胺就会停留在脑细胞之间（称为突触），刺激附近的脑细胞，从而可以提高注意力、专注力和行为控制力。

最后介绍一种普遍有效的兴奋剂类药物苯丙胺盐，这种药的

药效大约是利他林的两倍，也就是说5毫克苯丙胺盐与10毫克利他林有同等效果，其原因是苯丙胺盐具有双重效果，和右苯丙胺一样可以增强脑细胞释放多巴胺，另外，在多巴胺从脑细胞中释放出来以后，和利他林一样可以阻碍多巴胺重吸收系统对多巴胺的重吸收。苯丙胺盐还能刺激去甲肾上腺素的分泌和阻碍对去甲肾上腺素的重吸收，从而帮助患者保持注意力集中。

医生给孩子服用哌醋甲酯类药物，是在试图通过促进脑细胞之间交流的多巴胺量，来治疗孩子的疾病。这会使负责注意和集中的脑区（额叶）、控制情绪的脑区，以及控制计划行为神经中枢的多巴胺量增加。医生给孩子服用苯丙胺类药物兴奋剂，是在试图通过提高多巴胺和去甲肾上腺素的量，来治疗孩子的疾病。医生开具这些药物可以增强负责社会评价和做计划的脑区的活跃性。虽然携带多巴胺和去甲肾上腺素的神经细胞不是单独完成这些任务（有很多脑化学物质也参与其中），但作用于这些系统的药物，对于提高和改善孩子的注意力和行为控制有很好的效果。

用药策略

如果父母愿意使用药物治疗，下一步就是确定最佳的药物类型和剂量。为了确定药物类型和剂量，孩子的医生、家长、老师、心理学家或其他心理健康专家需要共同努力。通常医生将规定某种类型药物服用的最少剂量——例如，18毫克康舍达、20毫克麦太达，或成分相当的其他兴奋剂（例如，5毫克安非他命）。家长和老师需要了解孩子服药后的效果，以及是否产生副作用。在我们诊所，使用药物耐受性表和药物反应表来帮助家长或老师更好地了解药效（本章末尾会附上两张表格）。

这些记录表对于调整药剂量非常重要。例如，虽然药效会持续一定时间，但每个孩子的真实反应不同。我治疗过使用康舍达（可以使症状减轻10 ~ 12小时）的孩子，事实上，6小时后，他们就表现出注意力低下、多动的症状。同样有些孩子使用苯丙胺盐（可以使状况改善10 ~ 12小时），直到傍晚才表现出注意力、行为控制和情绪上的问题。如果您的孩子正在服用其中某一种药物，但老师总说不管用，请务必多留心药效是在什么时候消失的。

有时候需要在早晨使用较大剂量的药物，或者是下午增加小剂量的即释型兴奋剂（例如，在中午到下午3点之间增加利他林或安非他命）。在其他时间，将兴奋剂与其他药物（例如，可乐定或胍法辛等抗高血压药物，或托莫西汀类的非兴奋剂药物）相结合，能减少放学后的多动并稳定情绪，而且不会影响饮食或睡眠习惯。当药效下降时，我通常会用计算机重复测试一次注意力情况，并做定量脑电图检查，以获得注意力下降的生理指标。

还有一些情况，有的孩子可能在学校一天里晚些时候或回到家症状才发作，这不是因为药物没有效果，而是因为潜在的学习障碍，或者因为被要求完成注意力缺陷多动症儿童通常很难完成的任务（如写作、重复默写、记笔记、阅读课文）。在这些情况下，借助一些写作或者阅读的软件可能会有帮助，您可以在网上搜索相关软件来帮助孩子完成阅读和写作任务。

不只是在学校和课业上的表现会使药物治疗效果变差，有的父母认为一旦孩子放学回家，就应该对他们强硬一些，这让我感到惊讶。我认为在家里的良好表现和在学校的良好表现对孩子的成长同样重要。如果一个孩子每天回到家，由于他不听话、不安静下来、打断大人说话，家长就开始对孩子大嚷、忽视他、批评打击他、不让他玩喜欢的活动来惩罚他，那么孩子就感受不到被爱和被关心。相反，孩子会感到很痛苦，也会表现得很糟糕，家长也一样。

正因为如此，我还要追踪孩子在放学后的表现。我认为药物有点像在关节损伤后使用的膝盖支架，它虽然不能治疗关节损伤，但它可以帮助一个人生活。因为我是膝盖和脚踝受伤患者，我需要特别小心。如果我早上起来做运动，我会用绑带和支架。如果我下午要运动，我也会使用绑带和支架。如果我下班后要打垒球呢？我仍然会使用绑带和支架。如果我不使用的话，我的脚踝就会很痛苦。所以如果我在白天需要借助药物来帮助维持和集中注意力，控制受挫反应，那么到晚上，我仍然需要服用一些药物，来帮助我在家里或者球场等地方更好地活动。

我经常听到家长和医生担心药物会影响孩子睡眠，不愿意在下午和傍晚给孩子服药。大家知道孩子服用兴奋剂晚上可能会睡不着，所以父母和医生不愿意在下午和傍晚给孩子服用兴奋剂类的药物。虽然我认可这种看法，但我认为还有其他干预措施可以使用，而不是在下午和傍晚不再给孩子服药。

例如，我在治疗过程中不会忽视患者的饮食情况，我经常询问孩子白天吃了什么，很容易发现晚上睡不着的孩子在白天摄入的蛋白质很少，而且吃了各种碳水化合物，比如糖和巧克力，喝了含咖啡因的饮料，并且由于父母的工作时间和课后活动，到晚上六七点才吃晚饭。直到傍晚才吃蛋白质，身体缺乏产生褪黑激素的原料色氨酸，而褪黑色素是有助于我们睡眠的化学物质。因此，我尽量帮助父母想办法让孩子早餐和午餐多吃蛋白质，早点吃晚饭，以便帮助孩子傍晚时也能维持良好的状态（在下一章会详细讲解）。

除了关注孩子的饮食外，我还会了解孩子晚上的活动。越来越多的孩子晚上长时间地坐在明亮、高度刺激的电视、电脑屏幕前，眼睛距离屏幕只有半米远。而明亮的光线会抑制褪黑激素的产生，看电视还会导致晚睡，所以我建议家长在睡前一个半小时不要让孩子看电视、电脑。另外，我还建议孩子们在白天多参加各种活动（例如游泳、骑车、跳舞、拳击、徒步、曲棍球、篮球、足球），这些活动能很好地锻炼心血管功能。我的孩子在游泳或在公园骑车后一小时到几个小时，很快便能睡着。孩子在白天好好运动，晚上就能睡得香甜。

我们怎样才能知道多大的药量才是合适的呢（剂量的大小）

确定用药的类型和剂量的过程不是先开具一种药，然后询问父母和老师，药是否在起作用，再决定增加药量或换另一种药，而是要求医生密切关注药效什么时候开始、什么时候耗尽，观察儿童在服药期间都做了些什么，了解父母和老师在这段时间里用了哪些方法鼓励孩子，以及监控孩子的饮食、锻炼和睡眠习惯、当遇到问题时孩子的注意力情况。根据老师和父母提供的反馈，我们可以做一些调整。有时候需要学校提供学业帮助，有时候需要改变孩子的饮食习惯、睡眠习惯和适当运动。有的时候，有必要增加药物次数和剂量，或增加其他药物。通常情况下，还需要在家庭和学校开设激励项目。在这里，我们展示两种设想，请记住每个设想的例子中，医生给出的最后评估并非都是注意力缺陷多动症，也包含其他的疾病，其表现是注意力不集中、多动和冲动。

第一个设想反映了一种我常见的模式。一个8岁的孩子开始服用18毫克的康舍达后，老师反映孩子的行为有所改善，但在白天仍然很难一直坐在凳子上安静地写作业，父母反映放学后孩子行为并没有改善，就和没服药一样。心理学家和其他健康护理人员现在有可靠的计算机测试（如视听整合连续性测试、注意力变量测试），可以监测孩子的注意力情况。定量脑电图测试可以提供孩子一天中任何时候注意力的生理指标，我在评估药物治疗效果时会使用这些测试的结果。我刚刚所说的那个孩子，服药两小时后进行的注意力测试结果显示，服药后儿童的测试成绩得以提高，达到了同龄人的一般水平。该测试结果与教师报告的一致，都是这个孩子变好了。但是，老师填写的"药物反应表"却表明，到了午餐时间时，孩子很难保持注意力和行为控制了。对此我有什么建议呢？

首先，我们要确保孩子每天摄入足够的蛋白质（根据美国农业部标准，8岁的孩子每顿需要10～15克）。当孩子未能获取足够的蛋白质，就会在学校表现出有些功能退化并且在家里情况也没什么改善。所以，我们要确保孩子多吃蛋白质，蛋白质可以用来生成多巴胺、去甲肾上腺素和5-羟色胺（一种与情绪调节和睡眠相关的神经递质）。孩子的蛋白质摄入量有所提高后，我会让老师连续3～5天填写药物反应表，以了解孩子是否还会发生药效降低的情况，以及什么时候药效开始开始降低。

如果改善饮食后，孩子仍然难以保持专注和行为控制，我会选择问题最严重的一天再进行一次定量脑电图测试。虽然做这个测试需要把孩子带出学校，但测试结果可以提供孩子注意力问题的生理指标，以确定孩子在学校一直出现问题的根源是生理因素还是激励或学业问题，进而发现在进行什么样的活动时孩子的状态最糟糕。通常，当孩子做一些特别困难的学业任务时症状会变严重，比如做数学题和写作文。

尽管服了药，但如果定量脑电图结果显示，当孩子进行学业任务时大脑激活水平异常，我会和孩子的医生商量给孩子调整药物（增加剂量或换其他药物）。然后我会继续用定量脑电图来监测，直到注意力的脑电图显示孩子大脑激活水平和同龄孩子一致为止。当孩子和同龄人的大脑激活水平一致时，我会询问老师孩子是否还存在学习或教育表现问题。如果还有问题的话，我会让老师在课堂上给予孩子更多支持（比如座位离老师近一点、和表现积极的同学做同桌）。如果这样还不行，而且学区的特殊教育委员会还不了解孩子的情况，我会鼓励父母让特殊教育委员会进行评估，以便让学区了解孩子因为健康问题（如注意力缺陷多动症）造成的功能影响，然后根据需要制订教学支持计划、住宿计划或个人教育计划。我在第五章会详细介绍这个过程。

另一种常见的情况是，孩子在学校期间表现良好，但放学回家后就表现出注意力不集中、行为控制问题。如果是这种情况，那么我会在放学后给孩子做定量脑电图测试或者视听整合连续性测试、注意力变量测试。如果大脑激活水平异常，可以考虑在放学后给孩子服用小剂量的短效兴奋剂，比如利他林；或者在午饭后给孩子增加长效兴奋剂药物的剂量，比如弗卡林和安非他命。如果这些药物影响了孩子的睡眠，那么可以考虑让孩子服用抗高血压药物，如可乐定和胍法辛，也可以考虑在孩子睡前1.5 ～ 2小时服用褪黑激素补充剂帮助睡眠。

在上述两个例子中，将家长和老师的观察、注意力计算机测试、定量脑电图测试结合起来，共同辅助药物的选择和调整。我在2005年对上千名注意力缺陷多动症患者的研究中提到，使用这种方法显著改善了治疗的起始率和反应率。尽管目前您生活的地方可能无法提供这三种类型的评估，但是在不久的将来，使用定量脑电图对注意力缺陷多动症进行评估应该比较常见。

如果药物对我的孩子没有疗效，而且孩子对药物的耐受性很差，会怎么样

约三分之一的注意力缺陷多动症儿童使用哌醋甲酯（利他林、康舍达、弗卡林和麦太达的活性成分）没有效果，或者由于副作

用不能耐受这种类型的药物。当药效不明显时，通常尝试更有效的兴奋剂（如安非他命或二甲磺酸赖右苯丙胺）。但如果是对药物的耐受性差（如食欲的突然减退、严重的睡眠失调或发展为肌肉痉挛），那么其他类型的药物会有帮助。这包括去甲肾上腺素重吸收抑制剂（如托莫西汀）、兴奋类的抗抑郁药［如威博隽、盐酸文拉法辛（Effexor）、丙咪嗪（Imipramine）］、抗高血压药（如可乐定和胍法辛），以及抗痉挛剂（如二丙戊酸钠、痛痉宁）。

在诊断为注意力缺陷多动症但在定量脑电图测试中皮层活动没有减慢的患者中，许多人搭配服用抗高血压药物［如可乐定、胍法辛（Tenex）、胍法辛缓释片］和小剂量的苯丙胺盐［如安非他命、安非他命缓释片（Adderall-XR）、二甲磺酸赖右苯丙胺］有效果。少部分人搭配服用苯丙胺盐和选择性5-羟色胺再摄取抑制剂抗抑郁药［如舍曲林、帕罗西汀、西酞普兰、草酸依西普兰（Lexapro）］有效果。服用抗高血压药物没有效果的高攻击型患者，医生或精神科医生有时给他们服用情绪稳定剂或抗痉挛药物搭配安非他命缓释片，然而这些儿童通常患有导致注意力缺陷的其他生理疾病（如睡眠障碍、营养缺乏症）。下面介绍这些药物是如何起作用的。

去甲肾上腺素重吸收抑制剂可以阻碍神经递质去甲肾上腺素的重吸收，从而增强脑的活跃性。因为使用去甲肾上腺素的神经通路可以激活与注意力、行为控制、社会判断相关的脑区，因此，增强去甲肾上腺素的神经通路功能的药物（如托莫西汀）可以改善注意力缺陷多动症的核心症状。这类药最初被开发是因为有些病人用兴奋剂疗法没有效果，而且他们使用兴奋剂可能引发肌肉痉挛、食欲下降和体重减轻，父母也担心使用兴奋剂会成瘾。我的行医经验是尽管托莫西汀可以改善注意力，但在治疗多动—冲动症状时需要搭配其他药物（如抗高血压药）一起使用。我还发现早上给孩子服用托莫西汀，孩子容易昏睡，所以建议家长在午饭时间或者傍晚再给孩子服用。

兴奋剂类抗抑郁药，如丙咪嗪、盐酸文拉法辛和威博隽可以用来治疗注意力缺陷多动症中注意力不集中为主型的患儿。这些药有助于提高注意力和情绪控制方面神经递质（包括多巴胺和去甲肾上腺素）的活动性。注意力的提高，可以帮助注意力缺陷多动症的儿童减少他们普遍表现出的易怒症状。这里需要说明，和父母（他们的孩子也是）希望服药后立即就能见效的要求相比，这些药在服用大约一个月后，才能看到效果。通常，当孩子对药物没有耐受性或有其他明显的药物反应（如夜尿）时，这些药就会被用上。像丙咪嗪之类的药物可以用来治疗遗尿症与注意力缺陷多动症，而且对年幼的病人效果更佳。

抗高血压药（如可乐定、胍法辛和胍法辛缓释剂）基本上是降压药，它们可以帮助注意力缺陷多动症患者减轻多动和冲动的状况。它们通过在那些对肾上腺素敏感的脑受体上起作用。高血压患者服用这些药可以减少因心理压力导致突发心脏病的危险。当人在感到心理压力时，肾上腺会释放肾上腺素，生理上也会产生一系列反应，包括心率加快、血压升高等。可乐定、胍法辛这类药可以阻碍肾上腺素的作用，从而保持心率与血压稳定。如果注意力缺陷多动症患者摄取少量这类药物，可以减少多动行为。定量脑电图测试中大脑活跃性极高的患者服用这些药物，可以降低过高的脑活跃性，改善注意力。另外，可乐定可以减少攻击性行为的频率，胍法辛可以减少发生在注意力缺陷多动症患者身上的焦虑和不自主强迫症状。胍法辛缓释剂只是胍法辛的长效版（药效维持10～12小时）。定量脑电图测试中皮层不活跃的患者如果只服用抗高血压药治疗的话，注意力不集中的症状只会更严重，因为这些药物会降低大脑活跃度。

抗痉挛剂（如痛痉宁和二丙戊酸钠）最初是用来控制癫痫病发作的。临床研究证明这些药可以用于那些使用兴奋剂没有效果的注意力缺陷多动症儿童，治疗多动和抑制攻击症状。但是，因为这些药不能改善注意力，还可能影响智力功能，而且对肝功能有损伤，所以它们一般不是治疗注意力缺陷多动症患者的首选药物。

选择性5- 羟色胺再摄取抑制剂抗抑郁药（如舍曲林、帕罗西汀、西酞普兰、草酸依西普兰）可以用来治疗那些对兴奋剂没有耐受性、使用兴奋剂没有效果的注意力缺陷多动症患者。有些注意力缺陷多动症患者通过定量脑电图测验，没有发现脑部活动迟缓的现象，他们使用这类药可以提高注意力，改善情绪和行为控制力。这类药可以增强那些使用5- 羟色胺作为神经递质的神经细胞的活跃性。说得具体点就是，使用5- 羟色胺的神经通路对情绪有基本的影响。通过研究，我发现曲舍林对那些频繁发脾气的注意力缺陷多动症患者特别有效，帕罗西汀和西酞普兰对那些较为焦虑的注意力缺陷多动症患者有效，草酸依西普兰对治疗抑郁症状有效。但是，使用选择性5-羟色胺再摄取抑制剂（SSRIs）时要谨慎，因为最新的研究表明，当儿童使用选择性5-羟色胺再摄取抑制剂治疗时会增强儿童的抑郁情绪，当药物被停止服用时，戒断效应可能很严重。所以，只有当患者使用抗高血压药物无效且确定孩子的症状不是由其他生理疾病导致时，我才会给患者使用这类药物。

针对发脾气、焦虑、抑郁的药

注意力缺陷多动症儿童除了注意力不集中、多动和冲动症状外，还有其他的问题。对待注意力缺陷多动症病人还必须努力控制他们的坏脾气、焦虑和绝望。注意力缺陷多动症儿童和青少年对失望和挫折的强烈反应，使他们的父母感到震惊，孩子毫无缘由的焦虑和偶尔极度的绝望也给他们的父母敲响了警钟。注意力缺陷多动症孩子在没有达到目的或者受到了"惩罚"时会变得极度烦躁和愤怒。他们会无休止地担心疾病和灾难，甚至会谈论"希望自己死了好"或者打算怎样"从窗户上跳下去"，而这仅仅是因为你不带他们去吃汉堡王。

为什么会发生这种情况

"大问题，小答案"：额叶和其他脑区（如对社会判断起重要作用的小脑），可以帮助人们控制情绪反应。有一种看法认为，无法唤醒脑区中负责注意和集中的部位时，带来的问题仅限于忘记家务或杂务等。但是，事实表明，控制在学校时的注意力集中及完成作业的脑区，也会参与在对待妈妈爸爸说"不"时，或是对待哥哥一直不肯让出电脑时，要怎么做怎么冷静下来。由此可见，注意力缺陷多动症孩子在唤醒额叶遇到困难时，不仅导致他在学校学习产生困难，也会导致其在家里解决问题产生困难。

可见，用于治疗注意力缺陷多动症的药物对情绪问题也有很好的疗效。有时，仅仅用兴奋剂就能解决这些问题；有时，要和其他药一起使用，比如，抗抑郁药、抗高血压药、抗痉挛药和情绪稳定剂。不论使用何种药物，重要的是要知道这些药物可以帮助减弱情绪反应。当然，家长、老师及医生如何教导孩子学会怎样准确地表达他们的情绪，以及教会孩子学会如何在社会环境中解决问题这一点至关重要，这也是本书想要表达的主要内容。

如果你的孩子正在谈论伤害自己或者伤害你和他人，那么你需要确保孩子的医生、心理学家和其他心理健康服务人员知道这一点，即使孩子还没真正做出伤害行为。即便是患有注意力缺陷多动症的儿童和青少年不高兴时容易夸张地表述，也最好不要忽视。情绪化有时是维生素D缺乏症或者其他生理疾病导致的，有时是药物的副作用导致的，有时候需要服用专门治疗情绪问题的药物，有时候需要教孩子如何应对挫折。无论如何，当孩子说要伤害自己或他人时，重要的是让孩子的相关治疗师和护理人员了解。

如果不论使用哪类药物都感觉不舒服，那怎么办

通常家长不愿意给孩子服用精神药物，家长的担心没有得到医生的充分解决，实际上这是注意力缺陷多动症患者难以治疗的一个主要原因。我希望这本书的内容能够帮助你解决对药物治疗的担心。

但是，很多家长想了解怎样不用药物改善孩子的注意力和行为控制问题。他们希望减少药量或者不需要服药，来治疗注意力缺陷多动症。自从本书的第一版发行以来，不用药物治疗注意力缺陷多动症的研究有了实质性的进展。在这些心理疗法中，脑电生物反馈、计算机化的注意力训练程序、社交技能训练、个人辅导、家长咨询和家庭治疗受到了广泛关注。

虽然这些治疗方法看上去都能促进注意力缺陷多动症儿童的社会性发展，但充分的科学支持脑电生物反馈（也叫神经反馈）是有效的治疗方法。一篇元分析研究（对多篇已发表研究结果的比较研究）表明，脑电生物反馈对治疗注意力不集中和冲动的症状有很好的效果，对多动症有中等程度的效果。某些计算机化的注意力训练计划，似乎也有助于改善注意力。此外，有个别应用程序也帮助到了一些孩子。一些家庭生物反馈设备能帮助儿童和青少年学习如何控制心率变化，并在此过程中改善注意力和学会控制情绪。

科学界报道脑电生物反馈疗法在改善注意力缺陷多动症患者的注意力、冲动控制及学业表现上较为有效，所以相当多的人有

兴趣使用这种疗法。关于药物治疗的许多可怕故事，使患儿的父母非常担心自己的孩子由于长期服用兴奋剂而成为"吸毒者"（对药品过于依赖），或者由于看到自己孩子服药没有什么效果，而对脑电图生物反馈疗法产生浓厚的兴趣。他们对待脑电图生物反馈的态度表现为，或是误信脑电图生物反馈可以治愈注意力缺陷多动症，或者只是希望脑电图生物反馈对自己孩子能有一些帮助。

无论家长对脑电生物反馈感兴趣的原因是什么，迄今为止报道的科学证据清楚地表明，用这种方法治疗的注意力缺陷多动症的儿童、青少年和成人，症状确实都有不同程度的改善。患者在脑功能神经功能指标（功能磁共振成像，定量脑电图）和注意力计算机化测试中有显著的改变。家长和老师填写的问卷调查表明，注意力缺陷多动症的核心症状也有明显改善。在使用这种治疗方法时，智力测验和学业能力测验的得分也有所提高。在多项控制良好的已发表研究中，儿童被随机分配到脑电生物反馈组或其他可信的干预措施对照组，结果表明脑电生物反馈疗法能显著改善症状。此外，脑电生物反馈治疗的患者的随访检查表明，治疗效果是持续的。目前，美国儿科学会有结论认为，脑电生物反馈对治疗注意力缺陷多动症具有最佳的科学支持（与药物治疗的支持程度相同）。

脑电图生物反馈是怎样进行的

脑电图生物反馈疗法的基本理念是，如果患者能够控制支配注意力与有计划行为活动脑区的活跃性，那么就能达到提高注意力、减少多动行为的目的。其具体做法为，病人通过接收由电脑检测器发出的声音和显示的图片（称为生物反馈），学会提高脑部活跃性。基本上，病人每接收到一个声音和看见屏幕变化，大脑就会有半秒的活跃性提高。病人的任务就是学习怎样产生更多这样的"半秒"警觉状态。通常，患者这样做30～40次，注意力缺陷多动症的核心症状就有所改善。

尽管临床研究人员仍在探索这种疗法的治疗机制，以及如何改进，但是这种疗法的临床效果是毋庸置疑的。这种疗法的主要限制是短期成本和供应方的有效供给的问题。虽然大多数保险公司现在认可脑电生物反馈作为注意力缺陷多动症的治疗方法，其成为家长更可行的选择，但许多社区并没有合格的供应方。

如果附近没有或者负担不起脑电生物反馈，该怎么办

如果你有兴趣在家里探索计算机化的训练，比如注意力和工作记忆的训练，可以考虑以下几个选择。你可以购买用来改善注意力和工作记忆的计算机程序。这些程序让儿童参与一系列任务，旨在挑战和发展孩子的集中注意力、回忆信息、解决问题、创造性地应对新情境的能力。这些程序的费用为1 000～2 000美元。已发表的研究表明，使用这些程序训练30～40次（每周至少3次）之后，注意力和记忆力就会有短期改善。此外，一项研究表明，在工作记忆训练后，正电子发射断层扫描显示神经功能改善。

但是，最近的一项元分析表明，当治疗中断或者转移到其他的任务时，效果并不是持续的。

当孩子停止训练时，这种训练的效果会下降，这项发现对我来说并不意外。试想一下任何类型的体育锻炼的效果。如果你每周去健身房锻炼三到四次，那么你的心血管健康状况就会大大改善。但是，如果你不去健身房，会怎么样呢？没错，锻炼的效果就没有了。所以如果你打算使用计算机化的注意力训练，那么把它当成去大脑健身房吧，想办法把它当成日常生活的一部分。

转移到其他类型的任务为什么效果也会变差呢？还是拿健身房作比较，如果你去健身房是为了练习提高身体力量，那么你打快球、花样滑冰、跳舞或者做其他的活动可以让你变得更有力量吗？可能不会。不过我猜测，这样做会让你有可能更轻松地学习其他技能。

因此，如果附近没有或者负担不起脑电生物反馈，那么我鼓励家长使用计算机化注意力训练。如果你买不起这样的计算机程序，可以在网上搜索相关的在线训练计划。和其他注意力和工作记忆的计算机化训练一样，如果您中断使用之后，就几乎没有持续效果了。但是，如果你把它当作便携式脑健身房，您的孩子每周至少使用3天，注意力和工作记忆将会得到很好的改善。不幸的是，没有任何迹象表明，这些训练可以改善多动症的症状。

如果家长有兴趣了解非药物方法治疗多动症状，可以咨询职业的治疗师，并了解更多关于运动程序（有时称为感觉调节）的信息，因为运动程序似乎有助于减轻多动症症状一两个小时。但要记住，药物治疗和非药物治疗不是相互排斥的。我的大多数患者不论是否接受药物治疗，都在使用某些注意力训练。我们已经发现，这样的组合治疗有助于减少所需药物的量，提高基本技能，在使用生物反馈的情况下，可以不再服用药物。

家庭作业

在这里给你提一点建议，腾出时间思考一下您孩子的药物治疗是否充分。如果他或她没有服药，那么可以考虑和医生一起商讨今后应该怎样做。如果你不愿意使用药物治疗，请积极寻求一种已被证明能改善注意力和行为控制的心理疗法。如果您的孩子正在服药，请完成本章末尾所附的两份表格，看看孩子的治疗是否顺利。如果您的孩子不管在家还是在学校仍存在明显的问题，那么就需要再做一些调整。您可以向孩子的医生、心理医生、健康顾问和老师说出您的担忧，然后看看是不是可以弄清楚哪里出错了。

本章里，我向您提供的指导，希望您能考虑一下。尽管您不一定能最大限度地应用它们，但千万不要因此而小看药物的作用。长期治疗注意力缺陷多动症病人的经验告诉我，如果正确地使用药物，药物治疗会成为注意力缺陷多动症有效治疗中不可或缺的一部分。然而，如果不考虑孩子的饮食、睡眠习惯或仔细检查其他生理问题的情况下，效果可能很不好。无论你愿不愿意使用药物，重要的是要意识到，如果没有解决导致您孩子注意力缺陷多动症类似症状的潜在生理因素，即使是最明智的方法，也不会产生较为理想的效果。

我给您的最后建议是，不要对孩子的治疗失去信心，也不要在孩子没有任何改善的状况下任由时间一日一日白白流失。当治疗失败时，要去咨询专家。如果您孩子的医生或家庭医生的治疗无效时，千万不要犹豫，向专家寻求会诊或意见并不是对家庭医生的侮辱，因为孩子的医生同您一样也希望孩子好起来。

这里必须提醒您注意的是，您咨询的人必须是治疗注意力缺陷多动症的专家。因为一个有心理医生、精神病医生或社会工作者资格证的人并不一定能够给注意力缺陷多动症病人提供全面的治疗。如果您不知道所在区域哪些人是注意力缺陷多动症方面的专家，您可以向儿童和成人多动性注意力异常组织、附近大学的临床心理学、社区的社会工作者、医学院或者是地区教学医院的社会工作者、心理学与精神病学部门等寻求帮助，他们可以给你一些有用的指导。如果这些专家离您太远不能直接给孩子治疗，他有可能成为孩子治疗队伍中的一员，帮助指导您实施药物学、心理学和教育学等干预措施。这里再一次提醒，您在本书中可以学到的注意力缺陷多动症的有效治疗方法包括药物干预、充足的营养、学校的食宿支持和帮助，以及父母的系统有效的干预策略，另外，还包括对孩子注意力、记忆力、问题解决和社会技能的训练。

药物耐受性表

儿童姓名：_____ 出生日期：_____

药物名称：_____ 剂量：_____ 用药时间：_____

你的孩子出现了以下哪些症状：

1. 早晨在家里毫无控制地胡乱奔跑；

2. 下午在家里毫无控制地胡乱奔跑；

3. 晚上在家里毫无控制地胡乱奔跑；

4. 早上有头晕状况；

5. 下午有头晕状况；

6. 晚上有头晕状况；

7. 比平时更容易哭；

8. 较之一般情况更易扔东西，尖叫，打人；

9. 食欲差或没有食欲；

10. 晚上入睡更加困难；

11. 胃不舒服，疼痛；

12. 头疼；

13. 白天昏昏欲睡；

14. 抱怨"嘴巴干"；

15. 晚上尿床；

16. 挤眼、肌肉抽搐、耸肩。

其他担忧：_____

_____

注：请连续五天每天完成对这张表格的填写。

传真至：_____ 其他联系号码：_____。谢谢。

莫那斯特拉

药物反应表

患者姓名：_____ 日期：_____

等级：_____

请只在出现问题时画√。

时刻表

行为表现＼行为时间		上午7点—9点	上午9点—11点	上午11点—下午1点	下午1点—3点	下午3点—5点
不听话	有一点					
	非常					
插嘴	有一点					
	非常					
不写作业	有一点					
	非常					
吵闹	有一点					
	非常					
情绪化	有一点					
	非常					
击打/扔东西	有一点					
	非常					
顶嘴/抵抗	有一点					
	非常					

注：请连续五天每天完成对这张表格的填写。

传真至：_____ 其他联系号码：_____。谢谢。

莫那斯特拉

4

营养很重要

在这一章中，我关注的是您孩子的饮食习惯以及这些习惯是怎样与他们的注意力分散、冲动和多动相联系的。注意力缺陷多动症是由营养不足引起的吗？不，当然不是这个原因，尽管有证据表明缺乏微量元素铁、锌、镁、维生素 D 的儿童会表现出注意力不集中、自制力差和多动的症状。那么是食物过敏导致注意力缺陷多动症吗？答案也是否定的，尽管有研究指出对一些食物的过敏反应可以引起类似于注意力缺陷多动症的症状，例如，对小麦、谷物、大豆、鸡蛋、牛奶以及含有染色剂或添加剂的食物过敏。

我们需要明白，了解食物是怎样影响一个人的注意力、抑制冲动、分析、调节情绪和解决问题的能力，对于治疗注意力缺陷多动症患者是非常重要的。我们对食物的选择将决定我们是否有足够的能力来制造我们脑功能所必需的神经递质。我们吃的食物也将决定我们是否有制造酶类、细胞、组织这些生命功能所必需的物质的原料。另外，错误地食用可能导致过敏反应的食物也将损害我们的注意力、思考能力和控制情绪的能力。正因为这样，我要求我所有的注意力缺陷多动症患者在接受治疗之前都要例行常见食物过敏筛查（如玉米、小麦、谷物、鸡蛋、奶制品、坚果、可可、食物染色剂），或针对所缺乏的营养拟定一份详尽的饮食建议书。

哪些营养物质对大脑来说是至关重要的呢

这是一个非常重要而且复杂的问题。我将尽量把我讨论的范围限制在某些营养物质上，这些营养物质已经在对伴有注意力不集中和多动症状患者进行的临床研究中被调查过了。其中最关键的可能要数氨基酸、酪氨酸、色氨酸和苯基丙氨酸（从蛋白质食品中衍生出来的）、矿物质（像铁、锌、钙和镁）、维生素（尤其是维生素 D），还有必要的脂肪酸（EFAs）。这并不是说我们就不需要摄入含有钠、钾以及其他维生素、矿物质和营养物的食物了，在这里最主要的还是你应该意识到：缺乏哪些种类的食物可能导致注意力缺陷多动症患者通常所表现出的症状。

让我们先从蛋白质谈起。蛋白质通常都来自牛肉、猪肉、家禽、鱼肉、鸡蛋、豆类、坚果和乳制品。这些食物被我们的身体吸收并被用来制造神经递质。神经递质是我们大脑脑细胞释放的一种化学物质，它使我们能够集中注意力、学习、解决问题、控制情绪反应以及完成其他所有能使我们生存下去的任务。没有摄入充足的蛋白质，我们就不可能集中注意力、控制行为和调节情绪。当我们的身体摄入蛋白质时便立即开始制造能够"唤醒大脑"的神经递质，因此，以一份包含牛奶、奶酪、鸡蛋、肉、花生酱和大豆的早餐作为一天的开始是个不错的主意。

接下来是矿物质。我们已经了解到缺乏数种矿物质能导致注意力不集中、易冲动和多动的症状。首先值得我们研究的矿物质包括铁、锌和镁。让我们从铁开始吧，因为这种矿物质也许是您最熟悉的。

铁是一种可以从各种食物中获得的矿物质。从经典动画片《大力水手》的时代开始，菠菜就一直被当作最知名的矿物质——铁的来源之一。然而我们满足自身对铁的日常需求的途径可远不止这一条。某些种类的麦片、肉类（如牛肉、火鸡肉）、蔬菜（如豌豆）和富含淀粉的食物（如土豆）均含有丰富的铁。我们为什么要担心铁的摄入量不足呢？矿物质铁之所以对于我们的大脑至关重要，在于氧气要进入大脑与它有着直接的联系，没有氧气，脑细胞便停止工作并将很快死亡。另外，铁还参与一些特定种类的酶的制造过程，而这些酶又是制造多巴胺和5-羟色胺等神经递质所必需的。

近几年来，锌开始越来越多地被人们谈及，并渐渐为人所熟知，特别是它在对抗伤风、流感、传染性疾病中所扮演的重要角色。与铁类似，矿物质锌能在麦片、小麦秆，甚至是含糖的麦片食品中被找到。同时，在牛肉、大豆、火鸡肉、鸡肉、猪肉、羊肉、牡蛎和蟹肉等食物中也能见到它的踪影。锌是多种酶产生所必需的成分，其中包括那些为我们制造神经递质的酶。

矿物质镁参与了（如同矿物质锌一样）上百种酶的活动。事实上，它与超过300种酶的活动（占体内新陈代谢的一半）有关联。包裹着我们大脑细胞的髓鞘也是通过镁发展而来的一种物质，有了它，神经传递才能实现。和其他矿物质一样，镁在肉类、坚果、豆类和一直备受青睐的菠菜中都能被找到。

钙被大家称为一种有助于坚固骨骼的矿物质，确实是。然而，钙还有个重要作用，帮助大脑将一个细胞释放的"脑果汁"传递给另一个细胞。当脑细胞被刺激并释放神经递质时，脑细胞末端的钙通道被打开，钙渗入细胞中，打开神经递质的小囊，并引起神经递质如多巴胺和去甲肾上腺素的释放。如果没有足够的钙，我们将难以维持注意力和控制情绪反应。我们大多数人都知道，钙在牛奶、奶酪、酸奶等乳制品和肉类中很容易获得。

维生素D是与钙结合直接相关的物质，对注意力有重要影响。就像我前面说的，钙对释放神经递质，帮助我们维持注意力起着关键作用。然而，维生素D是帮助骨骼和脑细胞末端吸收或结合钙的物质。没有足够量的维生素D，脑细胞末端便无法获得足够的钙，我们的注意力和情绪控制就会受损。维生素D主要由皮肤晒太阳产生，虽然大量含钙的食物都富含维生素D（如大多数乳制品都添加维生素D），但生活在晒太阳时间少的地区的人们，更容易患维生素D缺乏症。

最近，我在纽约长岛给一批健康护理人员举办了一场研讨会。当我在路上行驶时，我注意到一个医生的办公室，上面有一个标志，鼓励人们每天至少服用125微克维生素D。那个医生当然是为了赚钱。在我生活的地区有些医生会随意评论一下"大概每个生活在东北部的人都有维生素 D 缺乏症",实际上这样的缺乏症是不可忽视的。患有这种缺乏症的人更容易感到困倦,注意力不集中,情绪化,会寻求其他的物质来改变(如酒精、高糖食品、晚上的"第四餐")。维生素 D 补充剂方便购买而且比较便宜。对于有这种缺乏症的人,维持正常的维生素 D 水平对注意力和情绪有重要影响。因此,我认为有必要对这些维生素和矿物质缺乏症进行筛查。

脂肪酸对于维持注意力也很重要。包括亚油酸和 α - 亚油酸,而且必须靠进食摄入补充,因为身体不能合成它们。Ω -3(Omega-3)脂肪酸用于生成和修复包裹神经细胞的髓鞘。鱼和坚果是脂肪酸的重要来源。对这些食物过敏的人,在大多数超市,保健食品商店和药房都可以买到 Ω -3脂肪酸补充剂。

我的孩子应该吃什么

从某种意义上来说,您已经快成为一名饮食和注意力问题专家了。想象一下,如果您起床后没有时间吃早餐并且要赶在8点上班,您会怎么做?吃根胡萝卜?不,不太可能。来根香烟或者一杯咖啡?也许吧。抓个甜甜圈吃?苏打水?很有可能。为什么呢?因为它们能使您觉得在一段时间内更能集中精力。

当您感觉无精打采时,能够消除疲劳感和振作精神的最有效的食物莫过于碳水化合物(谷类、面包、松饼)、含糖类食物(甜甜圈、饼干、糖）、一些咖啡因或者一些尼古丁。也许您并没有意识到糖能够被脑细胞吸收，并使脑细胞更加活跃。也许您并不知道咖啡因和尼古丁是能够增进兴奋度的中枢神经兴奋剂。您可能并不了解这些您身体正在进行的过程。您的身体同样也知道吃一根胡萝卜不会立即增进脑细胞的活力，因此早晨没多少人会吃胡萝卜。

然而，大多数人并没有意识到，当他们咬下第一口甜甜圈、咀嚼一勺麦片粥或者喝下一口放了很多糖的咖啡时，他们的身体会开始一系列复杂的化学反应，这将导致他们在不到1小时的时间感到更想昏昏欲睡。在我们的"正常"（无糖）状态下，身体使用葡萄糖来促进细胞活动的唯一区域是大脑。但当我们吃下或喝下高葡萄糖的食物时，身体会感觉到这些糖的到来，并且开始分泌胰岛素。

一旦分泌胰岛素，身体的每个细胞都能够使用葡萄糖。现在大脑正在与众多的细胞竞争，以致脑细胞可利用的葡萄糖量下降。此外，大脑中高碳水化合物膳食的到来，会改变允许穿过血脑屏障的氨基酸的种类。原来只允许酪氨酸（使大脑觉醒的神经递质）进入，现在允许色氨酸（使大脑镇静的神经递质）进入，从而使你的大脑进一步镇静。因此在1小时左右的时间里，你需要再喝一杯咖啡或吃含糖的零食，来让自己清醒。

让我们再来说说午餐。对于大多数人来说，吃午餐是他们一天中第一次摄入蛋白质。事实上，午餐是他们第一次摄入除了碳水化合物或含糖饮料（例如咖啡）外的所有东西。我们会去各类餐厅或者临近的快餐店吃一顿，然后因为觉得吃了些好东西（水果、蔬菜、鸡肉、牛肉、鱼、大豆和面包），我们在午饭之后就会希望多走走。但是，如您所知，如果跳过了早饭，我们在午饭后1小时就会进入饱食昏沉的状态。因为我们的身体需要时间来消化这些食物，那么我们自然需要使供应脑部的血液赶来支援食物的消化（意味着血液将离开脑部），这也就是你为什么这么昏昏欲睡的一个原因。这样一来，又需要咖啡因、糖和尼古丁来支撑我们了，直到吃晚饭。

我们中的很多人回家后会享用丰盛的大餐——晚饭，很多人会一边做饭一边吃（或者等着饭做好）。在身体正为睡觉做准备的时候，我们享用了一天中最丰盛的一餐，然后不知道为什么要到半夜或者更晚才能睡着。尽管我们可能意识到当我们的身体"充满"糖（包括麦片和果汁）和咖啡因（咖啡、可乐、巧克力）时不可能做好睡觉的准备，但这些食品那么美味，我们享受它们不也在情理之中吗？不过当我们最终上床睡觉时，发现离闹钟响起已经不远了，于是早餐时我们又不饿了。因此，我们再一次将一杯果汁或者一杯咖啡一饮而尽，循环又一次开始。

这些告诉我们，一开始没有摄入任何蛋白质将导致一天里某段时间的注意力和专注力受损。因此，为了让您的孩子能在早晨以及整个白天保持注意力，从早餐开始，营养就是很重要的。

专家的建议是什么呢

我们大多数人都知道，有专门的政府机构进行饮食研究，并负责为美国人提供关于健康食品选择的建议。多年来的图表显示我们应该吃的东西发生了变化，有些人长大后开始了解食物金字塔。现在美国农业部发布了一个健康膳食计划的插图，图中将一个圆饼图分为四块：谷物、蔬菜、水果和蛋白质，插图上的一个小圆形区域标记为乳制品。美国农业部提供详细的建议，说明对于2至18岁的儿童，健康膳食计划将是什么样的。你可以在线查找每日膳食计划，膳食计划工作表和其他许多有用的信息。

虽然强调孩子们的膳食计划多样化是一个好主意，但患注意力缺陷多动症的孩子往往相当挑剔。他们通常对水果、蔬菜和肉类有很强的反应。另外，因为现在孩子们早上要很早起床去上学，早上他们往往不是很饿，如果他们服用兴奋剂，那么到午饭时他们也不太饿。所以提出的膳食计划，应该要包含有助于注意力的食物。美国农业部的"选择我的食物"网站上，平衡饮食的插图可能看起来很好，但要根据实际情况作一些调整，尤其是对于那些只吃糊状食物的孩子。

让我们来看看一个只吃"糊状食物"的孩子的早餐包含什么。也许他们早餐吃了大半杯燕麦片和250毫升牛奶，午餐是两片比萨和350毫升苏打水，放学后的零食是28克脆脆角和350毫升苏打水，晚餐吃了一杯意大利面、100克肉丸和250毫升牛奶。这样的膳食计划对于体重45公斤的10岁男孩来说好不好？我们来作一个简单的分析。

我将使用标准教材来测定这些食品中都含有什么，然后将我们的结果与国家科学院食品和营养委员会编写的膳食营养素推荐摄取量相比较。美国农业部出版了国家营养数据库标准参考文献，以下是食物对表：

表4.1　每日食物图表：10岁男孩　　　　　单位：毫克

食物营养成分分析	色氨酸	苯丙氨酸	酪氨酸	铁	锌	镁
早餐：						
燕麦片	12	76	59	4.81	2.37	10
牛奶	113	388	388	0.12	0.95	34
午餐：						
比萨（两片）	182	732	696	1.16	1.64	32
苏打水	0	0	0	0	0	0
零食：						
脆脆角	14	99	82	0.43	0.43	25
苏打水	0	0	0	0	0	0
晚餐：						
意大利面	85	324	175	1.96	0.74	25
肉丸	302	929	764	2.10	5.40	20
牛奶	113	388	388	0.12	0.95	34
合计	821	2936	2552	10.70	12.48	180
建议	150	500	500	10.00	10.00	170

这些说明了什么呢？从上表可知10岁男孩的日常饮食虽然提供了过多的热量和脂肪，但同时也提供了超越推荐水平的脂肪酸和矿物质。可以说他的饮食计划可能远远谈不上最理想，但却包括了维持我们大脑机能所必需的营养。不足的是，早餐还是补充得不够。大多数营养食物都在晚上吃了，这对注意力没有帮助，只会长胖。

为了帮助您分析您的小孩最适当的日常饮食，让我们参考一下政府建议的四种基本的营养成分，它们能促使孩子集中注意力和控制行为。这些营养成分是蛋白质、铁、镁和锌。下面的表4.2同样来源于食品和营养委员会编写的膳食营养素推荐摄取量建议。在您参照这份表格的时候请注意，这只是提供一个一般性的指导准则。精细的饮食建议应该考虑到个人的身高与体重。如果您想要对孩子的日常饮食进行一个全面的分析，比较明智的做法也许是向注册营养师咨询。但是，如果按照本书如此详细的方式来检查饮食情况，您也许会觉得太过复杂，所以我们可以尽量简明一点。

表4.2　蛋白质、镁、铁和锌的建议膳食营养素推荐摄取量

组别	年龄（周岁）	蛋白质（克）	镁（毫克）	铁（毫克）	锌（毫克）
儿童	4 ～ 8	19	110	4.1	4.0
青少年男性	9 ～ 13	34	200	5.9	7.0
青少年男性	14 ～ 18	52	340	7.7	8.5
青少年女性	9 ～ 13	34	200	5.7	7.0
青少年女性	14 ～ 18	46	300	7.9	7.3

注：表中数据来自食品和营养委员会的膳食营养素推荐摄取量建议，1989

我们怎样使用这些图表

　　比较好的做法是把连续3天的饮食状况记录并保留下来。为了方便，您可以从新的一周开始记录。记下孩子吃的所有东西，记录时越精确越好（尤其是蛋白质食物的量）。接下来，计算您的孩子摄入了多少蛋白质。有时食物包装袋会提供这些信息，但有时候不会。评估食物中蛋白质含量的最简单的方法是"七克规

则"。以下量的食物将提供约7克的蛋白质：

- 28克任何一种牛肉、猪肉、家禽、鱼或奶酪；

- 500毫升牛奶（无论脂肪含量如何）；

- 一个鸡蛋；

- 2勺花生酱。

除了这些食物，希腊式酸奶（15克），比萨饼（通常约10克/片）或百吉饼（约10克）中的蛋白质含量非常高。当您去杂货店时，让您的孩子当侦探，"侦查"不同食物中蛋白质的含量。

多少蛋白质才够呢？

当你查看"膳食参考摄入量表"时，你会看到每日总量（例如，4～8岁的儿童摄入量为19克，9～13岁的儿童摄入量为34克）。有些家庭容易将推荐摄入蛋白质的总量分成三份，并鼓励孩子每餐吃约三分之一的量。在我的临床实践中，我通常建议早餐时摄入比推荐量更多一些的蛋白质，主要是因为用兴奋剂治疗的患者在午餐时常常食欲不振。下表是我治疗患者时使用的指南。

表4.3　早餐和午餐的蛋白质推荐摄入量

年龄组	性别	蛋白质（克）：早餐/午餐
4～8岁	男/女	10克/10克
9～13岁	男/女	20克/20克
14岁以上	男	25克/25克
14岁以上	女	20克/20克

这种指南对于我治疗的数千名患者来说很有用。但是，如果你觉得这个程序的实施过程非常困难，可以停止使用这个，选择

从注册营养师那里获得指南。这样的咨询不会太贵，可能会为你提供有用的信息，以及改善您孩子饮食的一些策略。如果目标是改善孩子的注意力和冲动控制能力，那么你需要确保他们吃能帮助培养这些技能的食物。由营养缺乏引起的注意力问题，没有多少药物、育儿经、学校干预或咨询能治疗。

为了提高早餐时蛋白质的摄入量，家长制订一个睡眠计划很重要，保证孩子有足够的睡眠。疲惫、劳累、睡眠不足的孩子早上胃口不大。如果他们在早餐时服用了兴奋剂药物和水，那么就比较麻烦。为了改善注意力，降低由于睡眠不足和饮食不足引起的不良药物反应的风险，我建议小学阶段的孩子每晚睡眠至少10小时，青少年每晚睡眠至少8小时。如果儿童和青少年每晚睡眠时间少于7小时，可能会引发注意力和情绪问题，这些问题更多的与睡眠缺陷有关，而与注意力缺陷多动症关系并不大。

我认为睡眠缺陷是治疗注意力缺陷多动症时的一个重要问题，如果睡眠问题不解决，则很难通过药物治疗解决注意力问题。如果您的孩子很难安静下来，请考虑在睡前至少1小时，不让孩子看任何类型的电子屏幕（包括智能手机）。睡前也不要吃高碳水化合物的零食（如冰淇淋、牛奶和谷物、奶酪和饼干）。如果这两种方法都不起作用（而且您的孩子在早餐时也吃了足够的蛋白质），那么褪黑激素补充剂（如在睡前15～2.0小时用药1～3毫克）或许有用。如果这些方法都不能治疗睡眠缺陷，那么在晚上使用抗高血压药物如可乐定或胍法辛可能有用，直到养成健康的睡眠习惯。

要是我的孩子不想吃任何有营养的东西怎么办

这也许是我从病人家长那里听到的最多的抱怨了。我希望只要我说"忽略它吧"，它就解决了，但可惜事情不是这样。在我接待的上千个孩子当中，我很少遇到早餐和午餐摄入足够蛋白质的孩子。这些孩子中有很多人早上缺乏活力，但他们在餐厅里又太活泼，以至于注意力分散而忘记吃饭。另外，由于药物反应，孩子的食欲也会受到抑制。

因此，为了使事情朝着正确的方向发展，您需要作出决定。科学证据表明大脑需要能提供必要脂肪酸、维生素和矿物质的食物，如果您认可这一点，那就需要确保孩子能吃到营养的早餐和午餐。在您的孩子需要选择富含蛋白质的食物，以提供各种氨基酸、维生素和矿物质时，您需要制订基本的营养规定。从某些方面来说，家庭中有关营养的规定听起来和那些关于洗澡、刷牙和睡觉的规定相似。

就像刷个牙、洗个澡、睡个好觉对我们来说是日常所必需的一样，吃一份营养的早餐也是不可或缺的。就跟其他那些规定一样，在饮食上不听父母的话也是不行的。您的孩子需要学会怎样合理使用某些电子设备（电视、电脑、电子游戏机、智能手机），需要明白哪些活动是被允许参加的（出去玩、拜访邻居、练习棒球和足球、参加舞蹈班），这都与他（她）的饮食习惯有联系。我经常对孩子说："如果你的大脑处于'不及格'的状态，那是因为你没有补充足够的蛋白质，现在你真的应该休息一下。"有一位父亲说得更好，他对儿子说："如果你不给大脑或往身体里装入燃料，那么我也不给车加汽油带你去锻炼。"他很严肃，这很管用。

适合注意力缺陷多动症孩子早餐食用的富含蛋白质的食物

解决早餐大战的核心办法是两个简单的事实：首先，早餐和午餐的膳食蛋白对于注意力很重要，一顿丰盛的晚餐不能弥补一顿糟糕的早餐；第二，患注意力缺陷多动的孩子需要容易消化和美味的食物当早餐。无休止地争取让你的孩子吃他最讨厌的鸡蛋，会让你烦躁，可以选择让孩子吃更多的谷物。以下清单来自我的患者，你可能会发现有一些食物，即使最挑剔的孩子也会喜欢吃。关于注意力缺陷多动症孩子的常识，没有哪一条是永远有效的。您也知道，这些孩子可能爱上某种特定的食物，而3天后又觉得厌倦。下面所列的食物均来自我的患者，您也许能找到一些您孩子感兴趣的食物。

肉类：香肠串、香肠饼、熏肉、牛肉酱、牛肉条，还有对许多小孩来说"不错"的炸鸡块。非传统的早餐比如热狗、汉堡或者卷饼也可以。有些孩子喜欢牛肉、鸡肉或者猪肉捞面。如果时间很紧，就来一片熟食火腿、火鸡肉，或者鸡肉也行。每克的肉类提供大约0.225克的蛋白质。

鸡蛋：两个鸡蛋（怎么烹饪都可以）是一个很好的选择。您可以将煮得很老的鸡蛋的蛋白切成小的、软的碎块。我有一个孩子喜欢鸡蛋拌苹果酱。一个鸡蛋的蛋白提供大约7克蛋白质。

乳制品：喝一杯250克的牛奶比起什么都不吃就出门要好很多，它可以提供8克蛋白质。奶酪条很容易被孩子接受，每克的奶酪提供大约0.225克的蛋白质。酸奶同样也是很容易被接受的，您可以在酸奶中添加一些蛋白质粉或者一点干牛奶来提高蛋白质的含量。奶酪三明治（烤不烤都行）同样也是高蛋白质食物中的佼佼者。我常常把我喜欢的早餐推荐给患者：冷烤宽面条（意大利面条和肉丸以及热狗切片炒鸡蛋），比萨（所有品种）也行。一种几乎所有人都接受的早餐：一大堆冰淇淋（任何一种）与一种无味的乳清粉混合，把冰淇淋变成霜淇淋，这真的很好。大多数蛋白质粉提供至少15克的蛋白质。

坚果：吐司、松饼、百吉饼（一种硬面包圈）上的花生酱会使它们很热销。只要孩子们愿意，他们可以把花生酱涂抹到所有的果冻和棉花糖上，不过有些孩子还是更倾向于直接吃花生等坚果。但您也许会对坚果所提供的蛋白质之少而感到诧异（大约15个坚果或者2勺花生酱才提供约7克蛋白质）。许多孩子也喜欢将花生酱加入到200毫升左右的巧克力奶昔里（由妈妈爸爸加入一点蛋白粉）。

大豆：您可以把很多蛋白质粉混合到饮料或者食物中。我的患者中极少有人能够忍受由这些"强身健体"型粉末做成的饮料，孩子们可能感觉喝起来很恶心。对于大多数蛋白质棒来说也是同样的情况，虽然我的一些患者觉得士力架巧克力棒（一种类似蛋白质棒的食物）味道很不错，但是他们还是不能接受蛋白质棒，也许对大多数小朋友来说这种食物太过于黏稠了。如果您的孩子不耐乳糖，而您想使用大豆，请考虑烘烤。我的大多数患者的家长都喜欢将大豆粉和小麦粉、糖、发酵粉以及其他配料放在一起，来制作高蛋白质的巧克力炸马铃薯饼干、松饼、核仁蛋糕以及各种水果面包（苹果、香蕉）。这是一个向您的孩子提供10 ～ 20克足量蛋白质的简单方法，这些小零食可以被很轻松地加入携带到学校的午餐和点心中。您只需要保证大豆粉能在食物的制作过程中被使用就行。

完全没有食欲的孩子的膳食

你刚刚看了这个清单，对自己说："这些都不行！"我知道这是有可能的。首先，因为我的一些患者早上只要一想到早餐就难受，所以我已经找到一些轻质易消化的饮料。再结合我患者的意见，我认为佳得乐的G-3饮料和一种以水果为原料的饮料最棒，每份约能提供15克蛋白质。我发现，十几岁的男孩和女孩携带G-3饮料上学，白天饮用，一点也不会感到尴尬。将轻质水果饮料与特殊K蛋白条或 Cliff Bar（一种能量棒）搭配食用时，将获得25克蛋白质餐，相当于食用了一个蛋白质糖条和一杯水果饮料。这绝对可以考虑给没有食欲的孩子当早餐以及午餐。

我最喜欢的食谱来自我的一位没什么胃口的患者，他把几种蛋白质源综合在了一起。让我们叫它"西恩的惊喜早餐"吧。它由以下几部分组成：巧克力布丁、大豆蛋白粉、无脂蛋奶水果甜点，以及压碎的奥利奥饼干。他周日晚上做出一星期的量然后冷冻起来，每天早上取出来一份，冲到一杯牛奶中就好了。这份早餐因为富含高蛋白，效力就会很持久。我说这些是为了让您能给早餐多加一些创意，不只是熏肉和鸡蛋。我希望在您设计新的早餐时会突然发现它对您的孩子是有效的。

不必为了吃饭而争吵

是的！教会您的孩子为获得健康而作出选择是作为家长的重要任务之一。有时家长们告诉我，他们担心坚持要让孩子吃营养早餐会使他们的孩子发展成进食障碍，这时我通常会问他们是否觉得逼着孩子洗澡、刷牙或者换上干净衣服就会让孩子变得过于强迫或执着。对于教会孩子有关营养或者清洁方面的事情，确实有时会使用一些过激和极端的方法。我并不提倡将用餐时间变成一个刺激孩子、让他们变得焦虑的时段。我仅仅想说明，你只需要使用一般的强化手段来鼓励您的孩子从您那里学到重要的一课："营养非常重要。"

那么过敏是怎么回事

查阅科学文献时可以看到这样一个研究，该研究报告指出，一些儿童在与某些食物染色剂和防腐剂接触后会变得很敏感（变得注意力不集中或者多动）。另一个研究表明一些儿童在食用某些食物（例如谷类或者小麦）后会表现出注意力缺陷多动症的症状，这就是为什么我们在开始治疗之前，常规要求进行常见食物过敏的血液筛查。如果您发现吃特定食物会让您孩子的注意力或行为恶化，向专治过敏症的医生寻求咨询也许能解决您的问题（特别是当很熟悉的行为发生变化时）。

家庭作业

查看您孩子早餐中的蛋白质含量，把它和推荐的数值相比较。然后和您的孩子进行一次关于每天吃营养早餐的必要性的谈话。告诉孩子哪些种类的食物能够提供必要的蛋白质，让孩子帮助你决定适合作为早餐的食物。不过，也得让孩子知道新的家庭规则，那就是要想参与到各种活动（你允许的活动）中去的话，他们需要吃足量营养的早餐来获得能量。所有关于如何激励注意力缺陷多动症患儿的具体方法将在以后的章节中出现，您可以思考通过怎样的激励能使您的孩子改进饮食方式和习惯。记住，学习一个新的技巧对于孩子来说不仅需要您的演示，同样还需要您给出尝试这个新技巧的理由，这便是激励的要点。

5

在校学习

最令家长泄气的问题之一是注意力缺陷多动症孩子的学业问题。很少有注意力缺陷多动症的孩子可以在没有一些特殊支持下成功地完成学业。对于一些孩子来说，这些支持是由父母们所提供的，从孩子放学回家那一刻起，直到睡下，父母都要一直陪伴在孩子左右，不停地提醒孩子完成家庭作业，这期间要和孩子辩论、争吵，或是实施一些奖惩措施。父母经常只是为能保证孩子的家庭作业顺利完成就把自己弄得筋疲力尽。

　　对于另外一些孩子来说，这种支持来自一位通情达理的老师，这些老师能够识别这个学生在听一些指令、记住一些任务或在读书写字的时候很难集中注意力，也不能有条理地安排自己学习和作业等，并且知道这是一个长期的现象，而不是因为某一天这个孩子遇到一些特殊事情所导致的。这些老师会根据特殊情况单独地作一些调整，这样没有羞辱和批评的教学方法有助于患有注意力缺陷多动症的学生们走向成功。这些教育工作者认为，注意力缺陷多动症是一种如同听力或视力丧失一样的状态，他们努力使政府相信注意力缺陷多动症就是一种"健康损伤"，并且我们应该像对待视听障碍的孩子一样，以同样的尊重和同情去对待患有注意力缺陷多动症的孩子们。对于患有注意力缺陷多动症的孩子们来说，遇上这些老师是一种福分，因为这些老师知道学校内的屡次失败经验必定不能通向成功，反而会导致一个孩子放弃尝试，甚至可能导致退学。

尽管两部联邦制的法律（2004年版美国《残疾人教育法》、1973年的《美国康复法案》），明确地提出学校应该为患有注意力缺陷多动症的儿童提供学业支持和帮助，但是很多这样的孩子并没有得到任何支持与帮助。下面我将会以我的一个病人麦克为例，告诉你们这通常是怎么发生的。麦克的故事和我所了解到的成千患注意力缺陷多动症的青少年的经历很相似。

您可能会觉得麦克的故事有点太极端。但是，这个故事远比您认为的发生在临床实践上的故事更有代表性。这是有关一个多动、冲动但不曾被诊断为注意力缺陷多动症的孩子的故事。在其他情况下，类似的表述可能是：她是一个"漫不经心"的孩子（通常是女孩），她像做"白日梦"似地度过了低年级、高年级，却从来没有意识到自己的聪明才智，从没体验过在学校的成功带来的满足感，她也从没被诊断为患有注意力缺陷多动症。

麦克在他10年级的时候由其父母陪伴来到我的诊所。他在数学、自然科学、社会学、西班牙语和英语方面表现都不好，他没有完成作业，也不会为了应对考试而学习，并且还经常逃课。由于缺勤是违反校规的，他被多次"留校察看"，要到学校里一个特定地方报到，并且得待上一整天。很显然，他不喜欢被关在这样一间屋子里的感觉，并且会逃避去那里。因此，学校对他施加了更加严格的处罚措施，一般是"离校察看"，这种惩罚就好像是为"奖赏"不规矩行为而准予其一个星期的假期。这样的惩罚不只是无效（因为它奖励了不规矩行为），对父母或监护人白天不在家，又没有其他人监护的青少年而言，这样的纪律处分可能带来危险。

当然，麦克在学校表现出的问题不仅仅是逃课和成绩不好。他在课堂上说笑、随意讲话，打扰了老师和其他同学的学习。同时他也很少对课堂活动产生兴趣，但是这些都不是他来就诊的原因，真正的原因是他的脾气。

在我国的许多学校，初中和高中时期是孩子最容易惹麻烦的时期。在日常生活中，我们没必要处理工作中一些人对我们的嘲笑和威胁这类事情，我们国家有法律来制裁这类行为。但是，在一段时间内，我们的孩子没有得到同样的保护。现在联邦政府已经开始对学校的这些欺凌行为采取措施。虽然没有明确禁止欺凌的具体联邦法律，但是美国教育部和美国司法部现在执行的联邦民权法（如1964年《民权法案》第四卷和第六卷）和《美国残疾人法案》，当学校发生歧视性的骚扰时会发挥作用。

因此，我国每所学校都需要制定政策，以保护每个学生免受同学的欺凌，如果形成持续的恶劣环境，会严重影响学生参与学校课程的能力。在纽约，《全体学生尊严法》是与欺凌有关的学校政策的基础。你的家乡可能也有类似的法律来保护你的孩子。所有这些立法措施都是为了创造没有歧视和骚扰的学校环境，并要求学校制定反欺凌措施和政策。如果你的孩子是受欺凌的对象，你不要只是希望或者等待事情改变，你所在的地区很可能有具体的政策和可以提交报告的流程，你需要立即找到流程并启动程序开始保护孩子。

不幸的是，麦克上学时，这种程序还没有到位。但是，7～12年级的孩子（更小的年级也一样）却时常面临日常生活中的讥讽、社会孤立、口头或身体上的伤害。如果你是一个患有注意力缺陷多动症的孩子（意味着这个孩子在控制冲动上有困难，并且没有能力去集中注意力解决问题），那么你将很难应对上述这些情况，同时你很有可能因为自制力差而遭受纪律处分。这正是在麦克身上所发生的事情。

在麦克这个例子中，因为有一位同学在教室里说了太多的俏皮话，麦克便朝那个孩子扔桌子和椅子，并且还威胁说要杀了他。结果麦克被学校开除，他的家长和老师们不能确定哪里出了问题，因此只有等待着和精神科医生（比如我）来协商事情的解决方法。一些人认为他是情感受到损伤，需要在医院里接受精心治疗；一些人认为他"服药"了；另外一些人认为他只是心情沮丧；也有人用著名的"对立违抗性障碍"来解释他的学业和社会问题；又或者是因为其父母对麦克太过放纵了等。但是，没有一个老师想到过这是注意力缺陷多动症。如果他们回顾一下麦克的整个学业历程，相信所有人都可以看得出来。

麦克的幼儿园老师说，最初只注意到他很难保持静坐，尤其是在群体活动中。他会打断别人讲话，在问题还未解释完之前就说出答案，还会在别人工作的时候打扰他们。他看起来很难听别人讲话，而且总是忙忙碌碌的。老师能意识到他的聪明，并且认为他是一个"热情的"学生，只是需要稍微地安静下来。

小学时，麦克仍然表现出很难在团体活动中集中精力，他在座位上总是烦躁不安，并且需要不断地被提醒保持安静。他的桌子又脏又乱，要找到想要的东西着实需要费一番力气。他常忘记带纸因而不得不回去找父母，也会忘记他的家庭作业安排而不得不返回学校找老师。但是，学习技能水平测试的结果表明他是一个聪明的孩子，也没有学习障碍。同时老师们也认为，尽管他的作业比较潦草，笔迹也很难辨认，但是，他仍被认为是聪明的孩子，只是还需要集中注意力、更努力一些。他的家长经常听到这样的评价："（麦克）如果再努力一些，他会做得更好。"在家里，麦克开始被惩罚也是因为没有"尽全力"，但是这种惩罚并没有使他的行为和表现有任何改变。

3～4年级的时候，老师们的评价不再积极，恰恰相反，对他的评价因为他总是不能完成任务而被降得很低。他被告知要更加努力学习，报告卡上也列着长长的"需要提高的技能"的清单（如不听讲、不完成课堂作业、缺少自我控制能力）。他做事仍然是

"杂乱"的，并且由于缺少能动性而引起关注。

在这段时间里，家长和老师每天都交换麦克的表现记录，而麦克和父母每天都会有争吵。为了保证麦克能完成作业，父母必须一直陪着他，不停地敦促他要写作业。但是，麦克会解释他不知道要做什么，或者不知道怎么找到在英语、自然科学以及社会研究等方面问题的答案。即使父母在书上指出这个信息，麦克也不能很好地识别答案，这使其父母几乎要发狂了：几个单词的答案往往要经过几个小时的工作才能得到。更加令人泄气的是，在父母花费了所有的时间和努力之后，麦克却经常弄丢他的作业。另外，由于基本知识的欠缺，麦克完成数学作业时完全是一个创造性的猜测过程。

在他上初中的时候，所有状况一一显露。他每个学科都换了老师。他对作业不感兴趣，不能完成任务以及很低的考试成绩导致他留级。他那些扰乱课堂的行为不再被认为是聪明和热情的表现，反而带来了严厉的惩罚。老师们给他的发展记录也表明他需要集中注意力，更加努力学习并且完成作业。从初中开始，孩子们便要为自己的行为负责了，如果麦克没有作出努力，他将遭受失败并且被送入暑期学校，也许失败和暑期学校可以改变这种状况。当然，这并没有效果。

回顾一下麦克的发展记录，从幼儿园开始，几乎每个老师都注意到麦克很难参加群体活动、很难集中注意力、不能完成任务及不能控制冲动的行为。但是他们都没有辨别出麦克是一个患有注意力缺陷多动症的孩子。麦克的问题是一个亟须解决的问题：为什么麦克的注意力缺陷多动症症状持续这么久却没被诊断出来？

这个问题的答案有很多种，但是我认为，归根结底是由于我们缺少一个医生所谓的"诊断标准"。下面我来告诉你什么是"诊断标准"——用一个很特别的方式去回答"为什么这个人会有这些症状"这个问题。麦克到16岁为止，也没有一个合格的健康护理专家对他作出全面的评估来查明他注意力缺陷多动症症状的原因。毫无疑问，如果没有这样的评估和"诊断标准"，任何一个有病理问题的孩子都只能一直和他的症状抗争，无论是视觉或听觉障碍、呼吸或心脏问题、注意或冲动控制障碍。

当我们谈论孩子们表现出注意力不集中、多动和冲动的症状时，家长和老师们通常会试图确定为什么这个孩子不能成功，这是可以理解的。在6个月一学期的学习过程中，如果老师和家长们试图改善孩子的注意集中能力和行为控制能力，那么探讨像学习技能发展、成熟和行为等问题是有意义的。但是，即使家长和老师已经做出最大努力，对于一个4岁或者更大的孩子，如果多动症状已经持续了6个月或更久，并且老师也认为这个孩子的注意力不集中和缺乏自控能力会影响到学习，这时候，就该去找一位合格的健康护理专家进行全面评估了。

请心理学家、临床社会工作者或者内科医生（通常是指儿科医生或精神科医生）作评估的原因还要回归到"诊断标准"这个想法上。老师们可以通过评估一个孩子的阅读能力、数学能力和写作表达能力来确定这个孩子是不是因为学习障碍而不能集中注意力。老师提供的孩子在课堂上学习和活动的有效信息，可以帮助医生判定孩子在教室里表现出的注意力缺陷多动症的症状。回顾前面几节课的内容我们知道，注意力不集中或者多动既可能是由于某种生理状况引起，也可能是患有注意力缺陷多动症。因此，老师们不能通过一个孩子表现出注意力不集中、冲动或多动的现象而作出确切诊断，但是医生可以。简单地说，就是把老师们放在（或是他们把自己放在）诊断注意力缺陷多动症的位置上是不合适的——他们没有经过相关训练、没有专业技能，也没有资质这么做。

怎样才能使孩子在学校得到帮助

当您的孩子被合格的健康护理专家诊断为注意力缺陷多动症，他（她）可以因为注意力不集中和行为控制问题在学校得到帮助。身为注意力缺陷多动症孩子的家长，您必须知道这个信息，即联邦政府认定注意力缺陷多动症限制了对学业任务的敏锐性，并对学业表现产生不利影响（IDEA，108-446），恰如精神病状态会损坏重要的机体机能（如学习）一样（1973年的《美国康复法案》），这对您和您的孩子都很重要。因为科学证据表明注意力缺陷多动症是"真实的（由脑器质引起）"，联邦法律要求学校系统地评估那些被诊断为注意力缺陷多动症的孩子，进而研究他们因健康问题影响学习和学校表现的过程。在阐释如何帮助你的孩子的具体方法之前，我想简要地概括一些法律，以便您能更好地理解注意力缺陷多动症儿童的"受教育权利"。

残疾人教育法案（IDEA）

这部联邦法律于1990年颁布，是为保证有缺陷的孩子能够接受教育并促使他们成功。迄今为止这部法律修订过几次，最近的一次修订是2004年，政府仍旧给学校提供基金，来为那些有学习困难、严重心理问题、精神发育迟滞、创伤性脑损伤、视觉或听觉损害、身体残疾或者像注意力缺陷多动症这样"有其他健康问题"的孩子们提供特殊教育服务。对于患有注意力缺陷多动症的孩子来说，要获得IDEA提供的服务，有两个重要的条件必须满足：第一，必须经过有资格认证的相关工作者的诊断（如获得许可证的心理学家、社会工作者或内科医生）；其次，注意力缺陷多动症的症状必须是限制了学业任务并严重影响了其在学校的表现。这些都会记录在老师的报告卡及工作记录表中，而这些记录可以用来证明您的孩子需要帮助。

修订版IDEA将注意力缺陷多动症认定为一种"健康损伤"问题，这对注意力缺陷多动症孩子来说是极大的福音。在1998年的修订版之前，一些学校坚持认为孩子必须被诊断为特定学习障碍才能得到帮助。结果，当家长们要为孩子做注意力缺陷多动症评估时，智力和学习技能测试就是必需的了。如果测试结果没有显示出这个孩子有阅读、数学或是写作能力方面的缺陷，他们就不能享有任何服务。当然，也很少有学校会主动提出某些孩子可以在另一个联邦法律（《美国康复法案》）标准下享有帮助。其结果是这些孩子得不到任何帮助。

修订版 IDEA 明确指出注意力缺陷多动症是一种健康损害问题，孩子不需要表现出明显的学习障碍就可得到帮助，也就是说，像聋哑孩子一样，患有注意力缺陷多动症的孩子有权利享有一次"功能评估"。学校需要全面地评估孩子的现状——注意力不集中、多动和冲动是怎样影响他的学习行为，并且努力形成一种新教学方式来尽可能帮助孩子在学校取得成功。下面让我们花一点儿时间，对一个因听力障碍而未获得成功的病人和一个患有注意力缺陷多动症的孩子进行比较后，开始认真思考。

假设您是一个听力有严重缺陷的孩子的家长。您知道自己的孩子在听力上有严重困难，无法跟随口头指令，但是偶尔他看上去好像明白你在说什么。我们假设这个孩子能进入学校，而且没人知道他有听力障碍。孩子可能就会在教室里面一直走，并且不能意识到老师让他坐下来。他不能听从老师的指令，也不能"记住东西"。这种"遗忘"将会引来老师的斥责（或是惩罚），导致他不能完成布置的作业，从而导致在老师报告卡上的糟糕记录。如果您和老师可以遵照我的"6个月"规则，您的孩子就会得到一位内科医生或者专科医生的诊断，而且听力丧失也会被鉴定出来。将这个信息告诉孩子所在的学校，一个个案教学计划很快就会被制订出来并且加以实施。

在这个计划实施之后，孩子们的生活就会有很大的改善。您和老师们不会再讨论是否孩子"注意力不集中"、成绩不良或者在课堂上走神是因为缺少动机、不成熟或者是没有耐心。相反，您和老师都会接受听力丧失的"诊断"。您的孩子也不再需要靠"听"来得到指令。人们也不会责备孩子"连3年级的学生都能够记住老师说的话"或者被要求"去更努力地做"。辅助性措施（如，老师说话声音的加大或是助听器的使用）都有可能被应用。口头的指令也将辅以书面形式，同时也能够修改测试的形式（如仅仅用书面测试）。总之，我们提供了所有可能的干预措施，以便您的孩子的听力丧失问题不会很严重地影响他学习必要的基本技能。

现在，我们假设这样一种状况，您请教医生后得知孩子的注意力问题不是因听力丧失引起，而是一种完全不同的健康损伤问题——注意力缺陷多动症，怎么办？具体做法如下，首先，就像听力损伤一样，我们需要先将诊断结果告知学校。然后，学校需要全面评估注意力缺陷多动症是怎样影响孩子的功能，并且提供必要的帮助——正如对待那些听力丧失的孩子一样。

这样，注意力缺陷多动症患儿的家长就不必再为学校不提供帮助而犯愁。但是，我们常常接触到的是，家长们已经接受他们的孩子仅仅需要"更努力去控制他们自己"和"集中注意力"就可以解决问题。这在我看来（这也是联邦政府的观点）就好像是说一个有听力损伤的孩子仅仅需要更努力地去听、一个有视力障碍的孩子仅仅需要更好地去看就能解决问题一样。有听力或视力障碍的孩子需要得到比较好的照顾治疗，患有注意力缺陷多动症的孩子们自然也是一样!

哪些帮助对患有注意力缺陷多动症的孩子们是可用的

这里有很多。我们先作一个简单回顾之后再详细解释。患有注意力缺陷多动症的孩子们在阅读、数学和写作表达上有特殊的缺陷。对于这些孩子而言,他们学习任务的一部分就是改善并提高这些技能。他们可能要参加像阅读、数学、写作方面的课外补习来提高这方面的技能。许多学校都采用了"干预回应"(RTI)模式,创建一种三级教学方法,为学习困难的儿童提供更系统的策略,无论他们是否有特定的学习障碍或健康障碍。

干预回应模式的重点是鼓励学校使用基于经验的辅导策略,第一级是在课堂教学中给所有学生使用,第二级是在小组教学中使用,第三级是在更个性化的教学中使用,以最大限度地实现学习效果。但是,父母要注意干预回应是普通教育的干预,它不能替代IDEA,不能作为符合条件(包括注意力缺陷多动症)学生的服务基础。IDEA需要全面的个人教育计划,涵盖患注意力缺陷多动症儿童功能损害的所有方面。

例如,患有注意力缺陷多动症的孩子们在阅读方面若有严重的困难便不会成功。因为,即使他们每天都定期进行补习阅读,回到家阅读7年级的社会科学读物,找到章节后面所列问题的答案,并且完成20道家庭作业题,但是,如果他们的阅读能力是有损伤的,那么针对他们的教学任务不仅仅是补习,还要有一些调整才行，在数学和写作能力方面的缺陷也是同样的道理。在本章的最后，我们将会列出一些类似的调整方案。

一些患有注意力缺陷多动症的孩子有学习能力方面的缺陷，有些却没有。就本身而论，这些孩子的学业困难并不是直接和他们的阅读、写作和回答数学问题相联系。他们的问题表现在：不能听从指令，在阅读时不能集中注意力，在写作业时又不能同步思考；他们很容易因教室里其他孩子或事情分心，很可能时时漫不经心且不听老师的指令；他们不能保持安静地坐在座位上；他们会打扰老师和其他的同学；他们不能像其他同学那样集中注意力来完成作业，以至于不得不再占用休息时间或在课后被留在学校补作业；他们不能像其他人一样又快又整洁地书写，最后只能重新做作业。为了达到目标他们需要尝试很多不同的方法，其中有一些是家长和他们的学校可以提供帮助的。

补习和必要的调整都是在学校里取得成功的关键，老师可以通过让孩子给某些问题找答案来决定怎样帮助他们。但是，如果这个孩子患有注意力缺陷多动症，这种教学方法就需要根据孩子们的能力进行一定的调整改变。这就好比老师不会让一个有听力障碍的孩子在课堂上做笔记一样，对一个患有注意力缺陷多动症的孩子，老师也需要作相应的调整。

当我和家长、老师们谈论这些调整问题的时候，他们经常会表现出抵触的情绪。有时，他们会以"我们不能再把他视为小孩了"表达出来，有时是"5年级的学生应该需要……"，有时是"学生迟早都要学会应该怎么去做……当他们上大学时不会再有这样那样的帮助"等。而每个这样的表达都反映了人们对注意力缺陷多动症这一种健康损伤问题存在着认识上的欠缺。

您能对一个耳聋的孩子说"你迟早都要去听，我们的教学内容不会为你改变"吗？您能对一个视力损伤的孩子说"你必须在阅读方面更加努力，你永远也不能得到音频版的教材"吗？答案当然是否定的，我们不能这样做。

当同样的道理用于患有注意力缺陷多动症的孩子们身上的时候，这里就好像有一种情绪反应。就像"是的，我知道这个孩子患有注意力缺陷多动症，但是他终归要学会如何做课堂笔记"。在我看来，如果这样的孩子真的可以这样做那是再好不过了，这个孩子必须被教导该如何去做。但是，即使这个孩子在某个领域已经有了足够的驾驭能力，他仍然有权利得到帮助。如果你认为一个15岁的注意力缺陷多动症患者"应该能记课堂笔记、组织材料、预习课文、为考试而努力复习、理解文章并且写脉络清晰的作文"，这就好比要求有视力缺陷的孩子在15岁的时候应该能看见。

注意力缺陷多动症是一种健康损害问题，并且已表明会一直持续到成年时期。即使一个注意力缺陷多动症患者可以习得一种技能，他们也不能与其他同龄人同步地发展这种技能，而且他们也不会去发展这种技能。

因此，在大学时期，调整、补救的努力措施对这样的孩子们也是有用的，并且很有必要。这些措施包括学习指导、课堂笔记软件、家庭教师、音频版的教材及使用计算机化的系统，可以为学生呈现、标记、阅读各种打印材料等；用网络资源和CD版百科全书简化信息搜索过程；用文字处理软件和音频识别技术来促进书写；在课堂上使用便携式的文字处理设备；修改测试形式；调整家庭作业，等等，这些在美国大学生和研究生里都是允许的。

联邦特殊法律的规定，解释了为什么可以获得这些帮助。不仅如此，"追求幸福"是美国法律规定的一条准则。另外，联邦法律还规定我们不能歧视残疾人。因此，一个因为阅读困难而不能正常阅读的人应该有一种适合他的教学方式。如果，一个人因为不能正常阅读而导致他受教学环境的限制无法成为医生、律师或是从事其他别的职业，这无疑是对联邦法律的违背。

孩子们怎样才能得到这些帮助呢

要得到上述帮助，孩子需经过合格的健康护理专家的诊断（通常是内科医生、注册临床社会工作者或者是心理学家）。当您的孩子被确诊为注意力缺陷多动症之后，您需要写信索取一份由特殊教育学校（CSE）组织下发的评估，然后将这封信寄到特殊教育学校负责学生工作的领导那里，尽管在不同的学校，从事这方面工作者的职位可能不一样，但是联邦教育机构要求学校里必须有相关组织或者个人，组织相关会议来制订教学及服务计划。下面就是这种信件的样例。

样例：写给特殊教育服务机构的信

日期：

至：特殊教育机构的领导

来自：B夫妇

关于：蒂莫西

亲爱的_____：

我的孩子蒂莫西，最近经一位资深的心理学家莫那斯特拉评估后，诊断为注意力缺陷多动症。这个诊断是以我和蒂莫西的老师对其医疗、成长、教育及社会能力等方面的回顾为依据，对他的行为及注意力的心理学专业评估。随信附上莫那斯特拉医生的诊断报告复印件。

根据联邦及国家的法律要求，我们需要一份特殊教育学校组织给的评估。同时我们也认为，特定学习能力障碍和功能性评估的测试都是必要的，这样或许可以看出孩子的注意力缺陷多动症症状是怎样影响他在学校的表现的。我们希望上述两项测试都可以进行，以便于建立适合的个人教育计划（Individual Educational Plan，IEP）和504调整计划（504 Accommodation Plan）。在附件中还有一份功能评估清单（教师用），希望能对整个评估有所帮助。

谢谢您的关注。

真诚的祝福送给你。

B夫妇

我强烈建议这样的信件一定要安全送到任何一个特教机构的主席或特教服务的指导者手上。我已经了解到许多家长浪费多年的时间去和孩子的老师、指导顾问或是校长谈论关于给他们孩子提供服务的问题。然而，我支持在家长、老师、校长、顾问以及学校心理学家之间维持6个月一期的协商。我相信如果在学校的困难超过了一段时间，被推迟的特教机构的参考标准并不会更好地作用于孩子。

有许多孩子在幼儿园时就表现出了明显的注意力和行为控制问题，但是到中学时还没有联系特殊教育学校，这是多么令人震惊。父母得不到健康护理专家的全面评估，来给注意力缺陷多动症儿童下诊断，这种事情经常发生。你要知道，一旦您的孩子被确诊为注意力缺陷多动症，健康护理专家就能确定孩子符合健康问题的标准，了解这点很重要。特殊教育学校的作用不是来验证诊断，相反，它的责任是评估孩子目前存在的学习和学校表现的受损情况，并制订IEP或504调整计划。这封信确保了父母的请求，以及学校的法定要求，两者的时间安排和性质无误。

在您已经将信寄给学校之后，特殊教育学校将会与你联系并且要求你签署一份文件允许特教机构作这样的评估。您也可能被要求提供您的孩子医疗、发展以及社会经历方面的信息。这样的信息往往是通过一个访谈或是让您完成一份详尽的问卷来获取的。

这个在学校的评估将包括您孩子的个人智力测试，也会有他在破译文字、阅读理解、计算、数学理解、听力理解、作文表达等方面的能力测定。这种测试通常由学校心理学家、特教老师完成，而且学校心理学家还会负责完成班级观察工作，老师们还要完成孩子在课堂上行为的问卷评估。最后，我需要老师们完成一份"功能评估清单"（这章的后面附有这份表），以便每一部分的功能性损伤都能在学生教学计划中被划分和提及。

一个心理医生或专家所能提供的主要服务之一就是参加特教机构的会议。因为参加会议的心理医生或专家应该是了解有关注意力缺陷多动症的知识和相关教育法律的，他（她）可以帮助这个组织建立一项有助于孩子教学成功的全面教学计划。这个专家也可以在会议中产生令父母为难的问题时，提供给您一些需要的支持。但是，当您参加这个会议时要记住：如果您的孩子被诊断为注意力缺陷多动症患者，那么他已经符合提供帮助的条件，记住这一点是很重要的。根据您孩子的要求作出调整或获得帮助的权利是我们要谈论的重点问题，目的是解决应该怎样调节和帮助才能促进孩子成功这一问题。

在会议中，每个组织成员都要呈现测试和观察结果（包括您和陪同您一起的会诊医师也要报告）。如果有效证据表明您孩子的健康损伤问题影响到了他或她在学校中的发展（如不能在课堂上完成作业任务，在课堂上不能集中注意力，不能准确地做课堂笔记，记不住书里的内容，要花几个小时的时间来完成其他孩子15分钟就能完成的任务，没有进步并且需要学习指导），并且报告卡评定等级以及其他学习能力指标明显较差，您的孩子就符合IDEA诊断的注意力缺陷多动症标准。下一步就是根据功能性损伤的严重程度来制订补救、支持和调整计划——这是学校本来就应该做的事情。同时，特教服务机构应该制订一个计划，使得孩子在接受特殊教育之前也能享受最低限度的保障。当然，如果这份方案不能帮助您孩子成功，您可以随时写信给特殊教育机构的主席要求开一个会议，修正这份教学计划。

为了帮助学校评估学生功能性问题的类型和损伤程度，我制作了一份供老师用的功能评估清单（FACT）（并且已经被授予版权），这份FACT如下所见，以供参考。这份评估清单的目的在于帮助老师和特教机构用一种系统的方法来评估功能性损伤，以便给孩子制订一份全面的计划。这份表格需孩子的每一位老师填写，并且将这些结果在会议之前跟孩子的心理医生分享。

功能评估清单（教师用）

学生姓名：＿＿＿＿＿＿＿＿

教师姓名：＿＿＿＿＿＿＿＿

填写日期：＿＿＿＿＿＿＿＿

亲爱的＿＿＿＿＿＿＿＿：

如您所知，注意力缺陷多动症是健康损伤问题，会严重地影响孩子在学校的表现。为了制订干预计划，我们需要您的帮助，以对孩子在学校的表现进行评估。首先要谢谢您的帮助。

以下都是注意力缺陷多动症患者经常表现出的特殊行为。请您认真阅读，并在下面的项目中填上恰当的分值。

比同龄人差得多：1分；

比同龄人差一点：2分；

和同龄人差不多：3分；

比同龄人好一点：4分；

比同龄人好得多：5分；

在这个年龄段不被预见：0分。

自理能力：

_____按时上课；

_____带上必备的文具（练习本、纸等）；

_____把作业带到班级里；

_____在记事本里记录作业；

_____带必要的文具回家完成作业。

在教室的表现：

_____安静地坐在座位上，不影响课堂纪律；

_____听从书面指导；

_____听从口头指导；

_____准确地从黑板上抄笔记；

_____在规定的时间里老实地坐着；

_____在讲座或教学演示时记笔记；

_____参加课堂上的讨论（不打扰他人谈话，切中主题）。

社会技能：

____讲话时有眼神的交流；

____听话时有眼神的交流；

____和同龄人一起参加社会活动；

____能参与到别人感兴趣的话题讨论中；

____被同龄人邀请参加到社会活动中去；

____参加校园内的课外活动（如运动、音乐、话剧）。

情感控制：

____承受挫折；

____和同龄人有语言冲突；

____和教职工有语言冲突；

____遵守规则；

____和同龄人有身体冲突；

____和教职工有身体冲突；

____看起来会紧张、焦虑；

____看起来会伤心、沮丧。

学习技能：

阅读能力：

____阅读的速度和准确性；

____理解文章段落的能力；

____根据表面意思推断结论的能力；

____准备阅读提纲的能力。

数学能力：

_____数学运算的知识（加法或减法）；

_____乘法运算的知识；

_____计算的准确性；

_____理解数字难题和计算正确答案的能力。

写作表达能力：

_____书写的速度；

_____书写的清晰度；

_____拼写能力；

_____语法能力；

_____用简单的句子表述答案的能力；

_____写短文的能力（1~2段的文章）；

_____写作文的能力（3段以上的文章）。

在特教机构会议中，FACT（或者其他测定量表）的结果要被呈现，以便可以思路清晰地了解孩子的注意力缺陷多动症症状（和学习能力缺陷）是怎样影响他在学校取得成功的。这个信息是作为制订个人教育计划或504调整计划的发展基础。如果测量结果显示需要特殊教育老师的帮助，个人教育计划就被实施。如果您和学校都认为您的孩子可以不用特教服务就能成功，那么504项调整计划就被应用，并据此为您的孩子进行合理的调整。以下提供的一个样例，被至少两所学校认为是合理的调整样例。调整包括房内设施的摆放、授课形式、任务的完成、测试、组织和行为预测。

1973年版《美国康复法案》中提到的调整内容

房内设施的摆放：

孩子靠近老师坐着；

孩子靠近模范生坐着；

当给出一个指令或是呈现课堂内容的时候，老师站在学生的旁边；

学生要远离促使他们分心的事物（空调、窗户、门）；

老师要增加该学生课桌与其他学生课桌的距离。

授课形式：

组成两人学习小组并互相检查作业；

在黑板上写下要点；

提供课后家教；

提供视觉上的帮助；

提供同龄的笔记摘抄员；

提供书写的提纲；

允许学生进行课堂录音；

允许同学口头复述要点；

用电脑辅助设施（软件、网络）；

允许学生用文字编辑器做笔记；

确保指令是清晰明白的；

在每节课中有多种多样的活动；

将较长的课堂教学内容分段讲解。

工作任务清单：

留出充足的时间来完成任务；

简化复杂的指令；

一次发一张工作表；

降低阅读作业的难度；

较低的正确率就可以得到成绩；

减少重复工作（如拼写字母）；

减少作业的量；

允许学生对工作任务或家庭作业录音；

允许学生用打字机、文字编辑器或者电脑完成作业；

为完成书写任务提供建设性的指导。

提供学习技能训练：

经常搞一些小的问答游戏，避免较长的测试；

缩短任务，把工作分成比较小的部分；

不要把书写或是拼写分好坏等级（除非是拼写测试）。

测试的调整：

允许有足够的时间完成测试；

减少测试环境中的干扰物；

允许用辅助性的工具（录音机、电脑、文字编辑器或打字机）

回答问题；

给同学们阅读测试项目；

给同学们阅读指导语，确保指导语清楚明白；

采用口头测试；

采用可以在家进行的测试方式；

用更加客观的问题（减少散文式的提问）；

经常搞一些小的问答游戏，避免较长的测试；

允许在测试过程中有定期的休息；

允许和老师或者监考官有定期的交流，以便更好地集中注意力在测试上。

自理能力协助机制：

为同伴互助小组提供有组织的技能培训；

安排家庭作业互助伙伴；

在家里另备一套课本；

每日或每周向家长发送进展报告，列出未能完成的任务及需要关注的行为；

设立一个奖励系统，用于奖励其课堂作业、家庭作业；

给学生准备一个家庭作业记录本；

检查每天所做笔记的准确性；

敦促学生们记住需要带回家完成的作业；

敦促学生记得上交完成的作业。

行为调整：

发展并建立一套教室行为管理系统；

表扬某些好的行为；

当行为表现较好时，给予表扬或奖励；

谨慎对待负性表现；

制定简单而明了的规则；

在几个任务之间允许有短暂的休息；

用非语言的线索帮助学生完成任务；

明确指出正确答案；

允许离开座位稍做活动（如做点小杂事）；

接受不影响到他人的行为；

和同学建立一种约定；

运用限时弥补（Time out）程序；

忽略那些不会影响课堂秩序的不适行为。

像 FACT 一样，上述调整列表在特教会议上也可为您和委员会提供一些参考。委员会的目标是制订一个计划，这个计划里包括特教老师的指导信息和为孩子所做的一些调整。在征得您和学校的同意之后，这份计划就会提交给学校所在地区的教育委员会，只要计划通过，计划里所有条款都必须被执行。另外，教育法规定这些计划至少每年都要被审核一次（有可能的话做一定的修订）。而如果在一年之内计划就需要修订的话，家长和学校只需提交书面的申请即可。

家庭作业

在这一章中我们囊括了很多信息。在您继续下一章之前，请花一点时间好好想想您的孩子在学校的表现。如果您的儿子或女儿患有注意力缺陷多动症，他们有做过 IEP 或 504 调整计划吗？如果做了，效果如何呢？如果您孩子的成绩依旧很差，IEP 或 504 调整计划实施以来，成绩也没有明显提高，就需要修订计划方案了。

教育法的目的是确保您的孩子在学校可以获得成功，拥有与其智力水平相当的学习能力。如果您的孩子因为没有完成或忘记交作业而只得到了65 ~ 70分的成绩，那么个人教育计划就需要修订调整了。如果孩子因为没有预习而不能跟上教学课程进度，那么个人教育计划也该被修订调整了。如果您的孩子反复表现出注意力缺陷多动症症状（例如，不能在规定的时间坐在座位上，没能带回家庭作业，随便讲话，坐着的时候不能保持安静），其个人教育计划就需要被修订调整了。立即开始行动吧，写信给特教机构的主席！

相似的，如果您的孩子已经被诊断出患有注意力缺陷多动症，但仍未享有教学支持服务，现在就可以写信给当地特教机构。此外，我们不能单纯地依靠奖惩来克服由注意力缺陷多动症带来的功能性损伤。注意力缺陷多动症患者需要一个有针对性的教育计划——对注意力缺陷多动症患者来说，单靠教师和家长的日反馈、周反馈，根本不能促成他们的行为动机的改变，更别说带来学业上的成功了。

　　我们不会期望通过给一个失明的孩子特殊待遇或惩罚而改善他或她的视力。同样的道理也适用于像注意力缺陷多动症一样的其他健康问题。作为家长，请不要相信下面这样的观念：孩子的失败是因为他缺乏动机。同时，不要放弃孩子受教育的权利，并且尽全力给予孩子应该得到的帮助。

6

给孩子一个学习的
理由

在前面5章里，我花了很长的时间来讲述注意力缺陷多动症是一种精神疾病，它是可遗传的，而且至少有一些症状会延续到成年以后。您已经读到了有关注意力缺陷多动症药物治疗和营养饮食方面的知识，您还了解到注意力训练项目可以治疗的主要症状。不过即便您通过药物、饮食改变和注意力训练项目帮助提升孩子的大脑唤醒程度，要是没有系统的干预治疗，您的孩子在家里或是在学校遇到的问题还是会继续发生。

有时候我在想，用药物治疗注意力缺陷多动症就跟用药治疗失明一样。我的意思是，例如有人开发出了治疗失明的药物，病人吃了这种药他（她）就能看见东西了。然而他们并不知道自己所看到的色彩斑斓的物体叫什么，是什么，也不能看懂打印出来的文字和解读他人脸上的表情。

注意力缺陷多动症的治疗与此相似。当注意力缺陷多动症患者接受了有效剂量的药物后，他能感到自己可以安静地坐着，集中注意力，并把注意力保持在某件事物上很长时间，但是这些药物并不可能教会他（她）如何在课堂上记笔记，寻找论据，确立指导方法，完成提纲以及论文的写作；也不会形成一个计划来帮他（她）组织自己的思想和行为，并使他（她）记住生活中方方面面的事情；而且也不会帮他（她）发展出在谈话中立马能想出所必需的风趣语言的能力；更重要的是不会帮助孩子明白如何处理发生在家里、学校里或者邻里间的问题。这些知识和技能只能通过教学才能获得。

在前面的章节里我提到了您可能想要自己孩子学会的课程，并列出了很长的课程清单。在这个"莫那斯特拉博士精选40条"清单（见第二章家庭作业）里提到的课程都是注意力缺陷多动症孩子通常必须要学的。希望家长们能花些时间好好地看看这个清单。当您在看它时，记住有些课程是要通过个体教育计划或者504调整计划的推进在学校进行的。但是，其他的一些技能则主要在家庭日常生活中进行学习。在这一章里，我将帮助您的孩子克服一些社会交往和学业上的问题。

如何使您的孩子学会新技能

已知的学习方法已经有很多了，在这儿举几个简单的例子：

1. 老师（也就是您自己）需要选择一种适合您孩子学习的技能。比如，您可以教一个6岁大的孩子如何整理和收拾他（她）的玩具，但是如果让您的孩子去收拾车库，那么就只能失败了。因此，当您考虑教给孩子新技能之前首先必须思考这样一个问题：

"其他同样大的孩子是否能够学会这种我想要教授的技能？"

2. 当您教学时，孩子必须得专心听讲。也就是说当您教育孩子时，您必须确保他（她）正在听您的讲话（或者在看您展示的东西）。因为注意力缺陷多动症儿童经常边听边看其他的东西，这不意味着您非得针对"是否看着您"而去和孩子争论，这只是提醒您需要去检查和确定孩子在听您说话。

3. 您讲授的内容必须简洁且主题明确。如果在进入主题之前您还要对孩子的懒惰和自己沮丧的心情发表长篇大论的话，那么教育孩子的最好时机已经飘然而去了。想一下你有10～20秒的时间来传达你的信息，因此在你和孩子坐下来之前，你可能要准确地写下你想让他们做的事情。如果您想要孩子捡起丢在他们房间地板上的衣服、玩具、书籍和食物包装袋并把它们放在该放的地方，请直接告诉他们。注意力缺陷多动症的孩子心目中没有干净房间的概念，他们需要学习。同样，如果您的孩子要为准备考试而复习，而您只是告诉孩子"到房间里去复习"，是没有用的，因为孩子们根本不知道怎样复习。再次，需要强调的是，您得自己教育或者雇佣一个家庭教师来教孩子如何学习（例如，"让我们来看看你所学过的课文，我会对你提问，如果你答不出来，那么我就帮你找到相关的信息并把它写在纸上或小卡片上，你可以记住每张卡片上的知识，然后我会再提问以确保你已经学会了大部分卡片上的知识"）。

4. 孩子们需要一个理由来学习。这可是一件大事。缺乏动机的学习是没有效果的。回想一下您的高中和大学生活，如果老师让你们在课前先阅读一本书的某些章节或者一篇杂志的文章，您就总是按老师说的做吗？如果我没记错的话，总有一部分人会在课上问"这些会在考试中出现吗"或者"我们是要接受这方面的测验吗"之类的问题。如果老师回答说"是的"，那么您看书的概率就会很高；如果答案是"不"，那您可能就不会看了。到了现在，您偶尔也会被某些事物所完全吸引，然后就会阅读相关的资料。您之所以阅读是因为对它们感兴趣，但要是失去了这些兴趣爱好，我们之中大多数人就更需要一些外在的推动力来促使我们进一步去学习（例如，我们的知识太过有限；失去了驾驶权；不能加入学校的运动队等）。

5. 孩子需要知道他（她）什么时候需要用到你所教授的技能。患注意力缺陷多动症的孩子没有时间概念，如果没有具体的时间要求的话，任务将被放入"稍后"类别里，可以说是"任何时候，除了现在"。在告诉孩子做某事之后，他们通常会忘记，回到之前他们自己所做的事情里。他们内心可能会说"我稍后会做"，对于家务、家庭作业和其他"不太喜欢"的任务，通常是这样。所以，为了让你的孩子做你想让他做的事情，你必须告诉他什么时候完成。

让我们把刚才回忆到的东西放在教育注意力缺陷多动症孩子中吧，孩子们也确实需要一些理由来学习和做教给他们的东西。但是和普通孩子不一样，像"特别的旅行"这种遥遥无期的奖励或是"剥夺权利""从足球队里开除"之类的惩罚对注意力缺陷多动症患者是不会有效果的。如果您仅仅是向孩子许诺成绩好就带他（她）去迪斯尼乐园，然后就想让孩子通过所有的考试，完成所有作业，不触犯任何一条纪律，这根本是不可能的。而如果孩子没能通过考试，漏交了作业，或是在学校惹了麻烦，您就十天半月不让孩子做他喜欢的事情，然后想因此使孩子产生翻天覆地的变化，这同样也是无法实现的。

我建议家长们不要去使用那些"大惊喜"来作为鼓励孩子的手段，相反，我希望你们想想孩子每天都获得的"免费"的快乐。许多孩子喜欢看有线电视；也有许多孩子喜欢玩智能手机；其他的孩子则喜欢在电脑或者游戏机上玩那些让人眼花缭乱的电子游戏；他们会去探索网络世界并能与人在线交流；他们能骑车出去，能溜旱冰，滑滑板，踢足球，打棒球，打篮球，玩橄榄球以及其他运动；他们可以用乐高玩具搭建他们的王国；他们也可以弹吉他，弹钢琴，打鼓，或者演奏其他的乐器；他们还可以参加空手道团队和其他的运动团队。抛开给孩子钱、"大惊喜"，或者其他那些"要么没有，要么什么都有"的许诺，我希望家长们能够考虑如何利用这些日常生活中的乐趣来促进孩子们的学习。

举例来说，您想让孩子收拾房间内地板上的玩具、衣服、废纸、食品和饮料等物品。您可能已经无数次要求您的儿子或者女儿收拾房间了。早上，您起床并千方百计地让您的孩子醒来，洗漱，穿衣，然后出门。当孩子准备好出门时不知什么原因您走进了孩子的房间，这时发现孩子们的房间还是乱得一塌糊涂，您立刻火冒三丈，告诉孩子因为他（她）没能收拾好房间，放学回来后将被禁止做喜欢做的事情。这样做的结果是——您的情绪崩溃了！

那么放学之后会怎么样？好吧，孩子肯定还是会去做自己喜欢的事（因为您在上班）。然后根据时间安排当晚正好有一周两次的足球比赛（我们不能让球队输掉比赛），于是孩子就去踢球了。因此，即使您已经说了一百遍让孩子收拾房间，并且确定他们听清了您告诉他们的事情，甚至还给他们展示了干净整洁的房间是什么样的，但对您的孩子来说他（她）还是没有理由要去做你说的事情的。毕竟，孩子已经放学回家，吃糕点，看电视，玩游戏，和朋友聊天，甚至也许已经做完家庭作业了（很少出现）。然后，今晚还有足球比赛，孩子会想"为什么要收拾房间"（即便从某种意义上来说他记得这是他该做的）。更有可能，孩子以为"我稍后会做"，但"稍后"指的是"任何时候，但不是现在"，所以还是没有做。

您的孩子不可能因为一些内在的动力源（例如，"这会让妈妈很高兴""只要我能去哈佛读书就一定会成功"）而受到激励，进而去做您想让他（她）做的事，这个是您一定要记住的基本事实。如果缺乏一个必然要面对的、当时迫切的、明确的理由的话，不管您说什么都会永远只是在同一个问题上喋喋不休。以下是我关于教会孩子收拾房间的建议，大家可以在此基础上稍加改动："比利，放学之后你必须收拾你房间的玩具和衣服，把垃圾从地板上捡起来放进袋子里，然后才能去踢足球，如果到我回家你还没收拾好，那你就得继续做完，并且还要再多做一件事情。等两件都做完后才能去踢球。你决定吧，儿子。"我可能会再加一句："我可以打电话提醒你"，或者帮助他设置一些提醒他的提示（例如在他的智能手机上）。这个问题最关键的要素就是，孩子需要满足你的要求才能赢得权利去做他们平时总能做的事情。在给注意力缺陷多动症患者上课时，我经常拿家长努力帮助他们成长的故事与其一起分享。当他们还是婴儿时，一切都是自由的。但是既然长大了，而且想要做"大孩子"做的事情，那么很多事情就不再是自由的，而是需要通过努力去争取。在生命中，您付出了多少才能得到多少，这是父母们必须要教孩子学会的道理。

还有一件事你得记住，您没有必要用买玩具、逛商场、看电视、玩游戏机或钱财来贿赂孩子，以使他们认真学习您教的课程。相反，当您仔细思考一下孩子一天的生活以及不管他（她）听没听您的话都得到了的"免费礼物"，您就会开始意识到这个世界上到处都是这种简单却可能行之有效的事物，而您可以用这些事物来鼓励孩子让他们做得更好。把"贿赂孩子"抛在一边吧，我会介绍一些方法来安排孩子的一天，以让您的孩子获得更多日常生活中的乐趣。您得让孩子知道"天下没有免费的午餐"。下一章我会系统地讲解如何使用日常的乐趣来进行激励以及介绍我称之为"时间停滞"的治疗程序。

6. 孩子们会从尊重他们和对他们好的老师那里学到更多的东西。在我讨论"时间停滞"策略和利用生活乐趣之前，我想先花点时间来强调一下教学过程中最后需要注意的一点。这与"老师"的特点有关。回想一下你的童年，哪个老师的教育对你产生了更大的影响？对很多人来说，脑子里可能会立刻出现一个公正、多少有点严厉的老师形象。这个老师可能缺乏幽默感，也可能会给你布置很多作业，但这老师身上的某种东西就是会让你更刻苦地学习。也许你感觉到这个老师喜欢并且尊重你；也许这个老师会和你谈论你的能力；也许这个老师会在课后花时间来解答你的问题；也许当他（她）在食堂里碰见你会用和善的语言和你打招呼；也许这个老师对你的各种活动充满了兴趣。这个老师也可能不具有以上的所有特点，但至少，你能感觉到他（她）是关心你的。这种类型的老师在教育注意力缺陷多动症儿童时将会非常有用，不论是在学校还是在家庭中。

有着强烈幽默感和能用轻松愉快的方式讲述复杂理念的老师对于治疗注意力缺陷多动症也会是很有效的。这些老师很有趣，而且还拥有很强的创造力。因为上他们的课很愉悦，所以他们总能抓住学生们的注意力。当听完一段让人耳目一新的笑话之后，大部分人的注意力都会变得更集中，所以孩子们在听这样的老师上课时总能学到东西。如果您有很好的幽默感并且能从像教授刷牙、收拾屋子这种平凡的事情中找到乐趣，那您不妨使用这种幽默的教育方法。

第三种教育方法，它会涉及大量的批评、威胁和惩罚。当一个孩子犯了错误，忘记了任务，或者没有遵从父母的要求，他（她）就会受到严厉呵斥，并且接受某种类型的惩罚（如关在房间里反省以记住这一天或取消某个安排好的活动）。信不信由您，曾经有孩子告诉我他们被父母剥夺了圣诞节，原因是他们的房间太乱以及经常与兄弟姐妹打架。在这种家庭中，父母往往会拿圣诞礼物来使孩子们听话。尽管被夺走了圣诞节的这段记忆会一直让孩子闷闷不乐，但家长使用的这种严厉手段还是不能阻止孩子们打架以及让屋子变干净些。记住，不管家长或老师对注意力缺陷多动症孩子批评或惩罚的力度有多重，这种惩戒性的方法对他们都不会有什么效果。相反，对于这种方法，注意力缺陷多动症孩子似乎会变得更加具有攻击性，或者又沉浸在他们的世界中，甚至很快忘记了他们为什么受到惩罚。

在孩子到了要学习生活必需技能的时候，你就是他们的启蒙老师。你想成为什么样的老师呢？对大多数人来说，他们更愿意与关心和尊重自己的人学习，孩子也一样，每一个孩子都需要知道父母爱他们，认为他们是好孩子。所以，在每天教孩子时，要表达你的爱。

家庭作业

在接下来的一周内，我希望您考虑两个主题。第一，算一下您花在和孩子一起说或者做一些"友好的"事的时间。我这里所说的"友好的"是指每天不少于15分钟，您和孩子待在同一个房间里，确确实实地与孩子进行交流而不是询问、指导或者是纠正错误。这些听起来好像很简单，但是请回味一下您和孩子在一起的大部分时间里都发生了什么。通常都是您在提问，或者是告诉您的孩子去做什么，停止做什么。我希望您还是和孩子一起待在房间，但不要做之前的那些事情，每次15分钟，每天至少一次，天天都做。这就是我所说的"友好的"。

如果不这样做，等孩子到了 8 岁时，他们对您的存在会变得毫不在乎或者略带恐惧。如果只有在他（她）做错了事或者需要他（她）做家务时才会听到您叫他（她）的名字，那他（她）为什么要听您的呢？让孩子知道，除了发号施令之外，您还会因为别的原因想要和他（她）待在一起。孩子需要感受到您确实喜欢当他（她）的家长，您爱孩子，他（她）对您来说并不是一个负担。

第二，仔细查找孩子继续做您不希望他（她）做某事的原因（或者是不做您希望他做某事的原因），提出您的40条计划，选出大概6条您最希望孩子学到的技能，将它们分别写在一张纸上。然后按以下说明进行：想想看当您要教孩子时首先都得考虑哪些问题。对于那些您曾想教给孩子的课程，在教之前您是否问过自己：

1.我要教给孩子的东西是不是超出了他（她）在这个年龄所能接受的范围（其他同样大的孩子是否能够学会这种我想要教授的技能）？

2.当我在讲课时孩子真的注意听了吗？

3.我能否在10～20秒内讲解清楚？

4. 我是否清楚地给孩子展示了想让他（她）做的事情（或想让其停止做的事情）？

5.是否有理由让孩子非得做这件我想让他（她）做的事情？

6.我是否在用关爱的语气和孩子说话？

在思索为什么孩子没能学会某些课程的时候，回答以上问题也许就能找到原因。此外，通常还有一个原因会导致您"教育孩子受阻"，那就是各种问题纠缠不清，使您不知从哪儿开始。不过，现在您只要按照本书进行教学，就能厘清头绪了。从现在开始，您只需要思考想要教给孩子的课程类型和内容，以及考虑制订一个详尽的教学计划的必要性。在接下来的几章里，我会具体地介绍一些方法，以帮助您的孩子能更加有条理，有责任感，能控制情绪和行为，以及发展有效的问题解决技能。为了能让您尽快开展教学，我列出了一个教学指导。在每次教授孩子新内容时您都应该首先完成一个类似的指导，它能使您的教学更为有效。

在开始之前，我还有最后一点要说。我许多患者的父母因为孩子有这么多的问题，而自己放弃。我希望你没有忘记我前面几章所说的，注意力缺陷多动症确实是一种疾病，是一个医学生理问题，但不是你造成的。你确实有很多东西想要教给你的孩子，但是你要一步一步来，一旦解决了孩子问题的生理原因（通过药物、生物反馈或其他干预措施），你就可以教授孩子了。如果你可以制订计划，每周教一个新的技能，你会惊讶地发现一年时间孩子可以改变很多！

技能教学指导

1.写下您想教给孩子的一堂课。

_____

2.比您孩子小两岁的儿童能完成此项内容吗？如果不能，那就换个内容吧。

_____

3.您准备什么时候开始教学？挑一个可以不受干扰的时间和地点。

_____

4.您是否已经对您孩子说过或展示过这个您想教给他（她）的内容？

_____

5.如果您的孩子按您的想法做了会怎么样？确保他（她）知道这些。

_____

6.如果您的孩子没有按您的想法做，那么又会怎样？确保他（她）知道这些。

_____

7

课程计划是教育孩子成功的关键

每当我开设教养课程时，我总是被病人父母的无精打采与疲惫所震撼。我所接待的病人分布在各年龄段，从4岁的儿童到70岁的成人都有。但是，大部分为在校学生。这就意味着，大多数父母在数十年内都不得不充当孩子的脑袋。他们需要随时帮助孩子履行职责，甚至得时时留心孩子的去向以确保他们不受伤害；当孩子因为一些鸡毛蒜皮的小事而大动干戈时，他们得耗费大量的时间来让孩子安静下来；他们殚精竭虑地确保孩子在遭受挫败时不会表现出攻击行为。与此同时，他们来向我求助——在此之前他们试遍了其他人给出的每一种方法，但总是失败。

　　我们现在已经进行到本书的第7章，但仍然还没有建立简单的"代币制"（一种儿童获得点数或筹码来换取娱乐时间或报酬的家庭模式）：没有星图粘贴在冰箱门上，孩子也没因为每个好的行为而得到标签、硬币。而且，父母也没给儿童更多一点的鼓励。那么这里有什么原因呢？

　　举例来说，如果您按照我的进展来，儿童已经由专业医生进行过排除诊断——他（她）没有其他可能导致注意力不集中、多动以及攻击等症状的病理问题；至少有10%的儿童，被诊断为由于其他生理问题导致这些症状（最常见的是维生素 D 缺乏症，过敏反应，视觉跟踪或聚焦障碍和精神兴奋性物质滥用）并且他们已经开始接受治疗了；营养评估已经完备，饮食问题（通常是早餐和午餐的蛋白质量不足）也已经甄别过，并且也已经开始着手改善儿童饮食；睡眠问题也已经被发现，您的孩子现在有充足的睡眠时间，来帮助他（她）白天保持注意力。另外，由于我的大部分病人都在服用治疗注意力缺陷多动症的药物，或者同时进行注意力训练，我期望医生已经找到了适用于孩子的药物及其剂量。

除此之外，父母应该写信给学校要求进行特殊教育。如果学校对儿童的教育鉴定正在开展，或者有些儿童此时已经开始接受学校的支持。同时，在家中父母也努力花费更多的时间与孩子一起游戏。简而言之，你已经开始建立家庭教育的平台。

在某些方面，我把我在诊所的评估比作医院急诊室的工作。病人进来了，便存在着一定的风险。此时，我们的首要任务就是稳定病人的病情。而这也正是我们一直在努力做的：稳定病情，这样您就可以教孩子一些重要的技能。那么，现在该建立您的课程计划了。

作为老师的家长

正如我先前所说，我希望您不再单纯地关注孩子所学东西的数量。教养孩子需要一个方案，同其他老师一样，您需要清楚地意识到每次只能教授一课。父母们需要记住，一年有52周，这意味着即使每周只教一课的话，一年也有52课。到目前为止，我们在前6章里已经取得了一定的效果，父母们也因为采用这样的系统方法激励孩子所得的效果而备感安慰。此时的教育只需要很少的努力就可有所进展。因此，如果我们要沿用现用教案时，意识到下面两点是非常重要的：首先是每节课最好教授少量内容，其次是孩子学习需要一个理由。这一点不仅仅适用于注意力缺陷多动症患儿，对于其他儿童也是一样的。

当注意力缺陷多动症患儿的父母考虑怎样激励孩子时，首先想到的往往是强化物（如钱、玩具或电视等物品，或者出去玩、拜访朋友、玩电脑游戏等活动）的使用。但是，父母或者注意力缺陷多动症治疗者应该已经体会到用物品或活动来激励注意力缺陷多动症儿童有时是很困难的，比如起床、吃营养早餐、刷牙、穿衣、按时出门坐校车、配合老师、完成分配的工作、听或做父母要求他们做的事、与兄弟姐妹好好相处、帮助打扫房间、按时上床睡觉等日常任务。与其他孩子不同，注意力缺陷多动症患儿完成这些任务都需要激励。

如果您的孩子没有患注意力缺陷多动症而且不管怎样都能完成上述任务的90%〔仅仅是他（她）的房间有些凌乱而已〕，那么您可以轻松地使用像"只有把房间整理干净才能出门去玩"这样的强化物来激励孩子。没有患注意力缺陷多动症的儿童很可能会回家开始收拾房间——将衣服放入抽屉，丢掉垃圾，将玩具放入柜子或放回架子上。当然，很有可能这些工作都没有很好地完成，比如，那些被随意塞在壁橱里的东西可能还需要整理。尽管这些孩子也可能对父母这样的要求不满意，但他们不会对父母大发脾气，或者在房间里乱扔东西。然而对于注意力缺陷多动症患者来说，这样的情况完全有可能出现。

让我们来看一下对清理房间这样的要求，注意力缺陷多动症患儿是如何应对的。注意力缺陷多动症患儿回到房间后，极有可能会忘记他（她）要清理房间。因此如果您在家中，就需要不时提醒他们，否则很有可能他们会自顾自跑去玩耍。而这样的话，您将不得不打断他们的游戏并指导他们来完成清洁工作，争辩、争吵可能会接踵而至。最终，当孩子回到卧室时，他（她）很可能会被其他事情吸引而分心，很快去玩其他东西。不难理解，当面对整理衣橱或收拾玩具这样的任务时，一些旧的玩具、纸片或是其他值得纪念的东西都会非常吸引人。

过了大概半个小时，您去检查孩子的工作进展，却发现他根本没有整理房间——这与您的预料完全相反。此时，您会提醒孩子快点整理，否则便不能出去玩。有可能现在天已见黑，您便威胁孩子明天不让他（她）出门，或者禁止孩子看电视、玩电子游戏。不管您做的是什么，这都是一个很糟糕的状况。而整理房间，仅仅是您希望孩子能完成的任务之一。

由于医生或咨询师已经了解到常用的强化物对注意力缺陷多

动症的儿童没有很好的作用，因此更多系统的方法已经发展起来。其中之一是家庭行为图表（一般称为点数制度、星图或代币制）。在图表中列出您希望孩子能够完成的特定任务，他（她）通过完成这些任务赢得一些物品或活动作为奖励。如果完成了要求的任务（如做作业）或表现出一种特定要求的行为（如不争吵，一起玩耍），他（她）便可以得到奖励，例如钱、一个玩具或者一些活动（玩游戏或拜访朋友）。而如果没有做到这些，那么他们就没办法获得奖励。这种方式已经被研究了一些时间，相信当它发展成熟后将会对促进注意力缺陷多动症儿童的发展有很大的帮助。

然而，由于有些父母本身患有注意力缺陷多动症，或者对建立全面的家庭图表计划迷惑不解，那么使用"先做后玩"这个模式会更容易一些。在这个模式中，一天被分为4个时间段（上学前，在校时，晚饭前，晚饭后）。孩子被要求完成一些特定任务以获得自主在各时间段内安排活动的权利。

在"先做后玩"模式中，如果孩子完成了所要求的任务，那么他（她）可以在那个时间段玩；如果没有完成，那么一个称为"时间停滞"的过程将会实行。在这个过程中，孩子不能参与任何其他活动，除非他（她）听从父母要求。拖延时间越久（无视父母，说恼人的话），他们就需要做更多以弥补这些行为。

不同于"限时弥补"，这个过程没有对惩罚的时间限制。在这个过程中，孩子在玩耍之前需要服从父母的要求，并且弥补他们的无礼行为。拖延时间越久，他们就需要做更多以弥补这些行为。

这样做可以培养他们的责任心，教育他们当自己的行为伤害到别人或使人难过时，他们应该道歉或改正行为。"限时弥补"中，如果孩子没有服从父母的要求，可以惩罚他（她）老实地在椅子上坐几分钟，例如让犯错误的孩子在椅子上老实地坐5分钟，他就不再打妹妹的脑袋。但是对于注意力缺陷多动症儿童，你知道这是行不通的。

如果儿童未经允许便去玩耍，他（她）需要道歉，做一些正确的事来弥补，并且听从父母的要求。如果儿童在上学前表现出不服从的行为，那么放学后他（她）就不能玩耍，除非道歉、做些事情进行弥补，并且听从父母的要求。下面让我们花费一点时间来看一下每种方法都是怎样实行的。

家庭行为图表

许多上过我的课的父母都听说过一些关于使用图表来教育注意力缺陷多动症儿童的事。有时它被称为"代币制"，有时叫作"点数制度"或"星图"。哈维·帕克尔博士（创建这种方式的专家）使用了"家庭行为图表"的术语并出版了一本手册来帮助父母制订计划。我来展示帕克尔博士的一个样例。这个例子描述了琼斯夫妇是如何培养他们十岁的儿子罗伯特做或不做某种行为的技巧。学习这些课程的理由被定义为获得"报酬"。下面我们来看一下罗伯特的图表：

表7.1　家庭行为图表

应该做的事	分值	星期日	星期一	星期二	星期三	星期四	星期五	星期六
7：30起床	2		2		2	2	2	
遛狗	2		2		2	2	2	2
收拾书包	1		1	1		1	1	1
整理房间	2		2	2	2		2	2
做家庭作业	3	3	3	3	3	3		3
刷牙	1	3	2	3	3	3	3	3
做笔记	1	1	1		1	1		1
获得A或B	2		2	2		2	2	
论文奖励	10							
总分		7	15	11	13	14	12	12
不应该做的事								
撞人	−5	−5						−5
喊叫	−5		−5					
打斗	−10							
买东西	−10							
晚回家	−10				−10			
离家	−10							
总分		−5	−5		−10			−5
罗伯特得分		2	10	11	3	14	12	2
奖励	**花费**							
游戏30分钟	3		3	3	3		3	3
看电视30分钟	3		3	3	3		3	6
出门玩	3							
睡懒觉	4							4
吃甜点	3			3				
买卡片	10					10		
野营	20							
买CD	30							
	已用	0	6	9	6	10	6	13
	剩余	2	6	8	5	9	15	4

从表7.1可看到，他的父母希望儿子在早上7点半起床，遛狗，

收拾书包，整理房间，做家庭作业，刷牙，接电话后能留下便签。当罗伯特的测验或论文获得 A 或 B，他们会奖励罗伯特"点值"，并且对他完成的学期报告给予奖励。这些都并非无理的要求。罗伯特的家人也希望他能停止在房间撞人，叫喊争打，未经允许买东西，晚回家，以及未经允许出门。当然也有很平常的要求。为了激励罗伯特学习这些技能，他的父母提供了许多常用的奖励与特权，比如：游戏，看电视，出门玩，睡懒觉，与朋友露营，购买特定物品（CD 或者棒球卡片）。那么罗伯特做得怎么样呢？

星期日很好，他总共赢得了 7 点，但是因为撞人失去了 5 点，这意味着他不能"购买"任何可能的奖励。现在，有一个最主要的问题。我可以肯定您一定曾经试图去阻止您的孩子看电视、玩游戏或者出门玩，这会使您的家中爆发一场小的"战争"。除此之外，一旦儿童知道他们做这些事并不能得到他们想要的，那么他们就没有理由去听从父母的要求。所以如果您选择采用行为图表，就要考虑如何使您的孩子"脱离困境"。举例来说，在图表中应该添加一项"弥补"或"更正"，这样儿童还有机会通过道歉或改正来获得一些特权。我自己本身也很喜欢说："如果你搞得一团糟，那么就得对此作出补偿。"

现在我们来看一下罗伯特在星期一的表现。这一天看起来表现不错，他获得了 15 点，但由于喊叫丢失了 5 点，最终留下 10 点可以使用。他选择玩 30 分钟游戏，看 30 分钟电视。整个情况听起来还不错，但实际实施起来却不尽然——您尝试过在一个儿童玩了

30分钟游戏后便立刻叫他停止吗？或许与我一起的是比较不正常的群体，来我的诊所的孩子如果在玩30分钟游戏后就得停止时都会不高兴，他们会忽视父母的要求而继续玩。他们恳求、乞求、哀求甚至突然发怒。如果罗伯特这样做了，他会因为喊叫失去5点，因为打斗失去多于5点，这样便陷入一种恶性循环。

在某一天，罗伯特做了许多他的家人希望他做的（起床、遛狗、收拾书包、整理房间、做作业、刷两次牙、做笔记、在学校的测试中获 A 或 B），最后他可能有一点不太好的表现，而导致一天的努力只能换来30分钟的游戏与30分钟的电视节目。不管怎样，大部分注意力缺陷多动症儿童会去看电视或玩游戏。当时间到了，父母要求他们停止时，他们可能就会很生气。那么该怎么做才能对罗伯特及其父母更好呢？

建立一个家庭行为图表或代币制的最重要的一部分是对您将要实行的新方法进行一些模拟。理论上来说，为罗伯特制订的这个模式很好，他不需要学习太多的东西，而且有比较丰厚的奖励。

现在来进行一些模拟。在罗伯特的父母所创建的"新世界"中，罗伯特需要获得3点来看30分钟电视或玩30分钟游戏。我们来设想一下，他不情愿地起床，拒绝遛狗，没有收拾书（扔得家里到处都是），并且他的房间一团糟，但是他刷了两次牙（2点），昨天的数学作业得到一个 B（2点），做了今天的作业（3点）。也就是说他获得了7点，可以获得一个小时的玩耍时间。您觉得怎么样？可能不算太好。然而对我而言，作为罗伯特的医生，我并不是很乐观，罗伯特基本上还是忽视了父母制定的许多条规则，却依然能以他自己喜欢的方式结束这一天。如此来说，这并不是一个很好的结果。

如果我来修订这个方案，我将加一个像"第一时间做父母要求的事"这样的"应该做的事"（每次可以加1到2点）。实际上这个是我所做的每个行为图表中的重要部分。我也加上"无视或拒绝一个父母的要求"这样一个"禁止的行为"（每次扣除孩子5～10点），另外我要加一项"应该做的事"是"道歉或弥补"（可获得1～3点），这样可以给儿童一个机会。

最后一个建议是去掉"延期至……"的选项。在罗伯特的情况中我们可以看到，他的父母允许他节省下"点值"，以在其他时间使用。如果是我，我会要求儿童每天都用完他们的"点值"。这样父母便可以避免这样的情况：儿童已经节省了足够多的"点值"，可以无视定下的规则的同时，享受许多娱乐活动。

如果父母依然想要通过提供一个每周一次的高吸引力的项目（露营、看电影）来激励孩子，他们可以制订每周的目标。比如：如果一个儿童可以在一周的工作时间内总共获得100点，那么他（她）便可以获得周末奖励——可以使用90点获得最好的奖励（在朋友家过夜，5～10美元的零用钱）；使用80～89点获得稍差一点的奖励（玩游戏或看电视）。

我在这方面的经验是，如果这种方法设计得好的话就会很有用。这也就是我建议您在付诸实施前要进行模拟的原因，否则它可能会带来问题。在这一方面，我有一个印象深刻的实例来跟大家分享。

我过去工作的家庭有两个诊断为注意力缺陷多动症的儿童。像罗伯特的家人一样，他们也罗列了一些"应该做的事"（收拾房间、做家务、做作业等），也试用了多种多样的奖励（游戏时间、看电视、出门玩）。其中的一种奖励是钱（每1点可以换得1美元）。他们想要孩子们做到的是好好相处，而不是争斗。所以最重要的"应该做的事"是"与兄弟好好相处"（不能争斗打架）。男孩子们每天只要保持不打斗就可以获得25点。猜猜发生了什么？

一段时间后，孩子们领悟到只要不在父母面前打架，他们就可以无视父母的要求，却仍然可以拿到25点的奖励，并将它们兑换成现金或外出玩的权利，进而在远离家的地方去打斗。他们可以理直气壮地告诉父母他们真的不想做家务或家庭作业，并且说他们依然打算看电视因为他们已经通过不打斗获得了足够的点值。不必再说什么，这个方法很快便被调整了。

您必须意识到当您准备实行某一个方法时，您正在建立一种新的"交易方式"或"经济模式"。请先考虑一下在您的家中需要什么规则，孩子需要做些什么来换得游戏、看电视的时间，或者出门踢足球的权利等。许多我指导过的家庭，他们的孩子易冲动、多动且非常情绪化，他们的父母都回避去解决他们存在的问题。在那些家庭里，儿童每天会被提醒很多次，父母花很多时间与孩子争论以让孩子们更合作，但最后他们依然允许孩子们玩、看电视或做其他事情。如果儿童要学习生活必需技能，他们就必须了解：在生活中没有免费乘坐的车，我们只有付出才能得到。所以，如果他们想要出门玩、看电视或者放学后做自己的事，就得自己去赚取这个机会，或做一些被要求的事，或尽力弥补他们的过失。

在另一个例子中，我与一些能够给孩子提供良好环境的父母一起工作。他们的孩子拥有带录像机的电视，在自己卧室安装有游戏系统。这些孩子可以上网或者用自己的私人电话与朋友闲聊。这些孩子在参加足球队、上空手道课、上音乐课、在俱乐部中表现活跃。现在，这些父母可以通过说"好吧，今晚没有电视，也不能玩游戏"来刺激孩子。

但是，如果他们今晚能到米奇先生家吃晚饭（因为今天是足球夜），然后和伙伴踢球，踢累了后去吃点东西、喝点饮料，然后回到家中上床看魔幻书……这样，谁会在意今天有没有电视可看呢，本来孩子也没打算看。

如果您决定使用图表的方式，请尽量减少"必须要做的事情"（就是不论什么儿童都得去做的行为）的数量。我建议父母减少这种观念。曾经一位父亲告诉我，他的孩子对队友非常有责任心，孩子总说不能让他们失望。此时，我并不建议您因为孩子没有整理房间、忘记遛狗或冲兄弟喊叫而剥夺孩子与队友相处的时间。相反，我的建议是，如果孩子要踢球，他需要在游戏前做一些事情来赢得这个权利。对这个过程的关注是确保家庭行为图表成功的必要因素。

这对我而言太复杂了，还可以更简单些吗

可以，正如我所建议的，图表法有许多积极因素。首先父母明确规定他们希望孩子学习什么，确保儿童理解这个程序，并且了解他们需要做什么，能够得到什么。奖励与特权都被清晰地罗列出来，所以儿童才有理由去学习父母教给他们的东西。然而，这个方式的最主要问题在于那些自身有着注意力缺陷的父母。在我的培训课程上，很多父母缺乏组织性，有的因为自身患有注意力缺陷多动症，有的因为工作忙，有的因为单亲父母的压力。总之，他们自己很容易就被图表法搞晕。

让我们回到罗伯特的图表中，他的父母希望他能做一些特定的任务或者停止一些不好的行为。他们建立了一个点数系统来激励罗伯特。但是，这个系统的执行是一件很辛苦的事情，而且需要耐心，还有许多需要注意的细节，还需要父母一方在放学后陪伴孩子。如果您是有全职工作的单亲父母，或者父母双方都有全职工作，执行这个系统就很困难。相比起来，有一个更简单的方法叫"先做后玩"。

"先做后玩"是什么

很久以前，当时我还处在长身体的阶段，我们住在郊区的一条有50排房子的街道尽头（现在被称为"独立洋房"）。这些房

子都是相连的，我们可以通过通风口与隔壁的同伴聊天，也可以同许多孩子一起玩。这是很棒的一件事情！住在我们隔壁的父母并没有用星图或点图，他们使用了多种多样的"先做后玩"模式。下面我给大家举一个例子。

像罗伯特一样，那些使用"先做后玩"的孩子会早上做家务，承担任务。他们不得不起床，洗漱，穿衣，收拾房间，吃早饭以及按时准备上学。如果他们做了这些，那么这些孩子可以看会儿电视，放学回家后只要做一点简单的杂务就能出去玩（或看电视）。

然而，如果儿童没有做他需要做的事，反而给妈妈带来一些麻烦，那么早上便不能看电视。当儿童从学校回来后不仅要做早上没有做的和放学后本应做的任务，还要再加上一些额外的活儿（掸灰、清理浴室等），之后才可以外出或看电视。另外，儿童需要及时回家吃晚饭（或写作业）。最后，每个孩子都得在晚饭后承担一些任务（如家庭作业、洗碗、早点上床睡觉），才可以去看电视或玩游戏。

这种方法建立了一个无言的机制，即儿童需要在获得奖励与特权之前承担一些必须要完成的任务。为了获取玩的时间，他们必须得完成任务。如果没能完成，那么在玩之前他们除了要完成那些没有做的，还要被给予额外的任务。现在回头来整理一下整个过程，它包括了早晨的例行事务，以及在校期间的、放学后的、晚间的例行事务。我们并不是为了惩罚儿童，剥夺他玩耍的时间，而是要让他改正行为，听从要求，并通过道歉或完成额外的任务来进行弥补。

这个简单的方案非常吸引在我这里参加培训课程的父母。而且即使您的孩子在放学后被送到一个儿童保育所，它也很容易实行。而使用图表的方法，父母要在"莫那斯特拉博士精选40条"中选择目标。下一步便是将这些目标划分到4个时间段，并且决定每个时间段的这些行为可以得到什么奖励。

如果我的孩子拒绝我的要求怎么办

对于注意力缺陷多动症患儿的父母来说，最平常的事件是：当儿童被要求去做一些他不愿做的事情时，就会大发脾气。这些事可能是一些杂务、家庭作业或者弥补错误的行为。"战争"即将打响：儿童可能开始大叫、踢打、乱扔东西、跑出去、击打墙面等。起初父母还尽力保持通情达理，但最终都不得不采用威胁恐吓和惩罚的方式。在这种情况下，我建议父母采用三种方法："时间停滞""正向练习""正向惩罚"。

"时间停滞"。我前面提到过，"时间停滞"不同于禁足或者其他种类的惩罚。它可以运用于从学前到高中的任何孩子。它要求儿童在获得特权（或娱乐活动）以前做父母要求的事，否则将一无所得，直到完成父母的要求。举例来说，正如"你到自动取款机取钱，只有你键入正确的密码，取款机才会给你钱。在我们这里，正确密码就是道歉和听从父母的要求"。

这就是说如果您的孩子想要看一个电视节目、去朋友家、玩游戏或者其他除了静坐学习之外的任何事情，那么他（她）需要先完成您所要求的任务。如果儿童对此感到生气、恼怒，那么您需要修正他们的这种认识，他们并不是被压制束缚。只要完成您要求的任务，他们马上可以去看望朋友、去玩游戏。他们的生活是被控制的，拖延的时间越长，就需要等待越长的时间去玩。

让孩子也要意识到，他们拖延得越久，给父母制造越多的麻烦，父母为了让他听从要求花费了越多的努力，那么他（她）就要付出越多的努力才能去玩。如果他们拖延了30分钟，那么父母不得不花30分钟，来让他们冷静并劝告其做父母要求的事，那么孩子就需要做一些事情来弥补，并且将父母消耗的精力还给父母。意思就是，如果你消耗了别人的精力，你就需要做些事情来弥补别人。如果孩子朝你喊叫，叫您的名字，或者使用粗鲁的语言，那么他就必须学会用其他方式表达他受挫的情绪。这一点将在下一章中进行讨论。

"正向练习"。从强化研究学到的所有方法中，"正向练习"是最容易被忽视但最有效的方法之一。"正向练习"只是要求孩子练习做你要求他们做的事情，所以如果他们没有把厨房里的垃圾倒掉，他们首先需要向你道歉，因为给你造成了麻烦，然后练习听从你的要求。因此，不只是让孩子完成这一个任务（丢垃圾），你还要求孩子把浴室、地下室或其他地方垃圾桶里的垃圾收起来，然后放到外面的大垃圾桶里。实际上，如果你不做父母要求的事，那么你不但仍要完成这个任务，而且还要再做其他几件来练习正确地做这件事。通常孩子们很快就能学会这个课程。

这个方法中，你的态度非常重要。你想让孩子学习的是一个简单的事实：聆听和遵从父母的要求是明智的。坚定、有爱而冷静的态度远远好于嘴上的说道，"你这个小懒虫。你真是个懒家伙。我不是你的奴隶。你只会坐在那里看电视，什么都让我做。我厌倦你的态度，你别再这样了。如果你继续这样做，你这周就别想出门了！"

换种方式对孩子说，"在家中，我们要互相帮助"，这样可能会更好一些。所以你可以用另一种方式提醒孩子，"我建议你尽快把垃圾倒掉，你知道这个规则，如果你拖延得越久，你将做更多事来弥补，对吗？所以现在就开始做吧"。

"正向惩罚"。让孩子学会服从的最后一步是正向惩罚，也就是我们一直说的弥补或改正行为。"正向惩罚"中，孩子需要做一些事情来弥补他们没有承担的责任。他们需要做的不是之前要求做的事，也不是做类似的事，而是做一些对爸爸妈妈有帮助的事来补偿。也就是当人们说了伤害别人的话，或者给别人造成麻烦之后，需要做些事情来补偿对方。

让我们回到之前那个倒垃圾的孩子的故事，当他说了"对不起"（是真正的道歉，不是敷衍哦），做了你要求他做的事，服从你并且做了一些额外的家务，回报你为了教他而付出的精力和时间。可以让孩子为你做一些点心，为你演奏一曲或者唱首歌，写一封感谢你的信，为你倒一杯饮料，或者其他你喜欢的事情。

你会发现这三种方法都不刻薄，都是不动炮火地教导孩子。如果父母冲孩子大喊大叫，辱骂他们，威胁他们，剥夺他们最喜欢的东西，或者把他们关在屋子里，然后孩子再跟父母大吵30分钟，这样孩子不大可能学到东西。最终，孩子们会冲出房间，认为爸爸妈妈是坏蛋，也学不到任何与家人相处的东西。相比之下，"正向惩罚"能帮助孩子再一次思考要遵从父母。

回顾一下，当你的孩子不服从时，我推荐的三种方法分别是："时间停滞""正向练习"和"正向惩罚"。这些方法中，我最喜欢的一点是儿童从未被逼入死角。当注意力缺陷多动症儿童被告知由于他们把事情搞得一团糟所以就得不到他们想要的东西时，他们会变得更具攻击性。当处于兴奋状态时，他们可能说些伤人的话或做一些伤人的事。如果由于"他们没有付出"或"做了错误的行为"，父母坚持拒绝他们的要求，那么他们将会陷入一段时间的痛苦中。最终，父母还是会做一些事以使他们高兴，这样，惩罚的作用就被抵消了。

通过这些方法，儿童可以有效地理解，他们的行为直接决定了其自身能否做自己想做的事情的权利，他们的行为也将决定哪些行为需要弥补。我已经了解到注意力缺陷多动症儿童非常具有"公正"的意识。因此教育他们以下两点是很容易的：他们自己掌控着所受惩罚的时间，或者他们需要弥补自己的错误行为。他们也能很快学习到如果没能做想做的事，责任全部都在自己身上。

家庭作业

就此，我希望您自己决定选择哪种教育方式。我所讨论的"图表方式""先做后玩"还有"时间停滞"，道歉和补偿（"正向练习"和"正向惩罚"），这些都对您很有用处，您应该基于自己的情况选择。如果您是一个喜欢写合约，并且有组织能力的人，那么"图表方式"比较适合您；如果您在记细节方面有困难，并且组织能力差，那么"先做后玩"或者"时间停滞"、道歉、"正向练习"和"正向惩罚"更适合您。请依具体情况选择其中之一。

然后从40项条例中选择您的目标，正如我开始就说到的，一定要简单。仅以一些目标开始（大概6个），然后再扩展。通常父母们选择一组目标行为作为开始，并将其与奖励关联起来。您可以使用点数系统或者把一天分段，告诉儿童每个时间段做什么以获取空余时间。但是，不论哪一个方法，记住骇人的行为（大叫、击打、拒绝）一定经常是整个过程的一部分。换句话说，如果您因为孩子做了杂务或者家庭作业想奖励他，这很好，但是如果他说脏话，攻击你，那么他需要去执行其他正确的行为。还有一点要记住，如果你想教一个孩子不要大喊、尖叫、击打或讽刺别人，你自己先不要有这些行为，这就像你不要一边抽烟，一边教育孩子抽烟不利于身体健康。

当您选择了某种教育方式，并定下最初目标后，坐下来，与其他人进行一下模拟。重新审查您的孩子需要做哪些来获取奖励，并在告知孩子以前确保它行得通。当您告知孩子时，让孩子了解到您做出这样的决定是因为他已经不是小孩子了。可以告知孩子：

当你还是小孩子的时候，你可以通过哭闹、喊叫或者敲打来获得你想要的。这是因为除此之外你没有其他的方式让我们了解你的需要。但是现在，你已经长大了，作为你的父母，我们要教会你生活中其他表达需要的方法，因为成长的一部分就是要获得自己想要的东西就得付出，接下来我们将在家中进行演示。

这种学习不仅局限于注意力缺陷多动症儿童。如果您正在给注意力缺陷多动症儿童制订方案，您也应该为您其他的孩子也制订一个，对他们的整个程序应包括不同的课程，因为他们没有患上注意力缺陷多动症。因为我们大部分人都需要学习一些东西，我确定您一定可以制订一个适合自己孩子的课程。

8

性格可以继承，但情绪控制是习得的

为孩子选定学习内容后，你会遇到一个显然易见的问题，孩子不喜欢并且大发脾气，这时您该怎么办？说实话，大部分孩子不会因为您教他们整理自己的房间、完成作业、准时上床睡觉和吃各类健康的食品而感谢您。有的时候孩子会对不公平的命运感到愤怒，也许会想为什么他（她）"从来得不到自己想要的"或者"自己死了该多好""要是我的父母是别人那该多好"。虽然一些孩子在情绪上会有很大的波动，但其中许多还是能从容地面对挫折。如果说一个孩子的性格是影响他（她）产生各种情绪反应的因素之一，那么另一个重要影响因素就是看您如何教您的孩子控制情绪、克服挫折以及解决在生活中遇到的问题。

如果您是多个孩子的父母，您很可能注意到了孩子们在性格气质上几乎是从出生开始就有所不同。一些孩子总是表现得非常平静，并且安静平和地观察着世界。他们躺在摇篮里，一边自顾自地看着他们的玩具，一边嘬着手指和脚趾，好像没有什么事情能够打扰他们。他们也很容易接受外公外婆以及家庭中其他任何人的亲近。

相反，有的孩子似乎对来自亲人和朋友的亲吻或身体接触并不感兴趣。有时候这样的孩子对于拥抱会有强烈的反应，常常是大哭大闹，不断挣脱。这些孩子可能看起来是"独立自主""意志坚强"或"非常敏感"的，对较小的挫折就会表现出愤怒。

随着孩子的成长，这些不同的性格气质会继续发展。一些孩子高度活跃的同时也十分吵闹，他们在任何物体上（包括您身上）爬上爬下，一边还大喊大叫。他们能拆开任何没有封紧的东西，而且也愿意花大力气来打开它们。对他们日常安排上的任何改变或对他们要求的任何不满足都会使他们大哭大怒。而在另一端，一些孩子能安静地满足于看图画书、看电视或玩玩具。当到了该停止玩耍和爸妈出去的时候，也不会有什么问题。作为父母，我希望您已经充分认识到，并不是您做父母的方式造成了这些特质。

如果您刚好只有一个孩子，您也可能已经注意到孩子的性格气质和其他孩子的不同。我希望您也已经认识到不是您造成了这些不同。这里"性格气质"这个词特指孩子的一些特质，如活动性水平、好奇程度，以及孩子与其他人的互动和他们处理挫折的方式。孩子是外向的还是内向的？是害羞的还是开朗的？是平静的还是容易烦躁的？是欢快和乐观的还是情绪化和爱抱怨的呢？虽然我们所有人在精力水平和情绪反应方面都有一定的多变性，但一个不容忽视的事实是，我们都需要去学习用合适的方式来表达需要，延迟满足我们的欲望，解决人际问题及控制我们在失望或害怕时的情绪反应。同其他课讨论的一样，在这个时期您将会成为孩子在情绪和行为控制方面最重要的老师。

在这一章里，我们将讨论用什么样的策略来帮助您的孩子控制情绪和抑制冲动行为（如打断、打扰他人以及要求必须立即被满足等）。伴有注意力缺陷多动症的儿童、青少年和成人通常在以下三种情绪问题中（至少一种中）痛苦挣扎：暴怒、过度担忧和抑郁。这些反应的程度比在该年龄其他儿童中所能预想到的程度要强烈得多。这不禁让父母、老师和咨询师怀疑孩子究竟是真正抑郁、焦虑障碍、双相障碍、品行障碍，还是被虐待的受害者，但是不会想到是注意力缺陷多动症。以下是一个例子。

最近我接到一名学校社工的电话，她很忧虑。她告诉我，我的一位小患者看到老师对他那天下午表现的评分后变得非常不安。原因是他不想做学校布置的功课并且进行了一些反抗，虽然老师最终说服了他去完成，但他没有得到那节课的笑脸奖章。这不是什么大问题，对吗？

当看到没有得到笑脸奖章时，他变得非常焦躁。他拿拳头用力敲打课桌，扔掉作业本和铅笔，并且攻击其他学生。然后他一边把头往课桌上撞，一边说着"我是个笨蛋，我是个笨蛋……"，之后还说"我要回家自杀"。他拒绝再做任何功课，而且情况越来越严重，最后他被带到了社工的办公室。

在社工办公室，他继续说想去自杀。与很多受过训练的专业人士一样，社工首先评估了他自杀的可能性。他有自己的计划吗？是的，他准备回到家后，爬上屋顶然后跳下来。他母亲能去阻止吗？不行，因为她正在上班，只有他的大姐姐（青少年）在家里。很明显这需要警惕了，于是社工联系了那个孩子的母亲和我。社工甚至还想到了需要带他去医院的急诊室做一些危机干预。到此刻为止，这一系列的措施都基本合理，除了一个细节，就是那个儿童患有注意力缺陷多动症。

自杀威胁与注意力缺陷多动症有什么关系

很久以前，当我第一次开始治疗患有注意力缺陷多动症的孩子时，我也做过和这位社工相同的事情，毕竟有一位学生在你的办公室威胁着说要去自杀，而他也确实有一个能够伤害自己的计划。后来我才发现我的病人常常对一些并没有那么严重的事情产生极为强烈的反应，比如他们会因为父母不给他们买玩具或者不带他们去某个地方而威胁父母要自杀或离家出走；他们会因为解不出数学题而叫自己"傻子"或"笨蛋"，或者说"希望我死了算了"。

相比之下，如果孩子在过去的一两周内，他（她）看上去抑郁、烦躁、喜怒无常并逐渐远离朋友们，没有兴趣做任何事情，开始问 "生活的意义是什么"，无论孩子是否患有注意力缺陷多动症，都应该引起警觉。在这种情况下，应该立即联系孩子的医生，并安排抑郁症和自杀风险的评估。

根据我多年的经验，引起病人强烈情绪反应的原因，比起任何形式的情感创伤，更多是与注意力缺陷多动症的神经结构、适当的饮食、睡眠方式、药物、教育模式、交流方式以及解决问题的能力相关。这一点与健康儿童区别很大。

学校里的例子表明了这些不同。要是一个没有患注意力缺陷多动症的孩子在没有得到一个笑脸奖章时反应过激，并且也说了"要自杀"之类的话，对于这样的孩子，我会非常关心地去了解到底发生了什么。我更想去找到一个能让平时不会做这种事情的孩子有这样的举动的原因。大多时候我会发现，这个孩子的生活中发生了或者正在发生着重大的变故。

而反过来，如果一个患有注意力缺陷多动症的孩子因为没有得到笑脸奖章而开始表现出沮丧或敌意时，我的经验是，此时更需要做的是调整用药、检查饮食和睡眠习惯、反思教育模式或调整父母对孩子解决问题和愤怒控制能力的教育方式。就如我在这一章里讨论的，一些方法对于大部分患有注意力缺陷多动症的儿童来说是有效的，例如：综合运用药物；对某些技能（如自我放松、解决问题、社会交往和建立自信心等）进行指导；当受挫时父母对孩子适当的行为进行强化训练。

然而，虽然心理因素并不是导致大部分注意力缺陷多动症儿童情绪和行为爆发的根源，但我们需要了解的是，一些患有注意力缺陷多动症的儿童也经历过心理创伤、虐待或忽视，他们也是需要心理治疗的。在我的诊所里有一个儿童经过了一段时间（6个月）的药物治疗、营养改善、教育和父母干预后还继续表现出强烈的愤怒、长期的抑郁或使人疲惫的焦虑，那么就需要调查一下他是否受到了潜在的心灵创伤、虐待或忽视，这往往会很有帮助。

带着这个思考，让我们来想一下，当您试着帮助患有注意力缺陷多动症的孩子保持镇定时，或当您想让沮丧的他（她）变得开心时，都发生了什么？我敢肯定，当一个注意力缺陷多动症患儿生气、害怕或难过时，您一定试过与他（她）进行理性的交谈。那是什么样的情况呢？您能够弄清楚孩子强烈情绪反应的根源然后清晰地描述出来吗？完全不可能！记得在这本书前面的内容里，我谈到过大脑前额叶的作用。额叶有几个"工作"，其中一个与"专注"有关；而它的另一个重要任务是让我们"认清"使我们沮丧的情形并帮助我们得出一个有效的应对方案。

大部分患有注意力缺陷多动症儿童的额叶的活跃度不够充分，小部分活跃度过高，所以当他们需要把注意力集中在功课上时，他们会比其他孩子遇到更多困难。同样，当他们失望、沮丧或害怕时，他们也就更不容易使用大脑"思考"的那部分功能来帮助他们控制情绪反应，并找出应对的方法。在这些愤怒或恐惧的反应减弱之前，是不可能进行"理性的交流"的。只要父母、老师或咨询师能不去"助燃"孩子情绪的火焰，注意力缺陷多动症患儿在爆发后10分钟内就会有巨大的转变，这往往也很让人费解。

我怎样能不"助燃"孩子情绪的火焰呢

让我们回到那个"要自杀"的孩子身上吧。当我后来与学校的社工交谈时，我问她是否发觉如果老师的评分低会让那个孩子失去什么。社工告诉我那天那个孩子和他的母亲达成了一个"协议"，内容是这样的：如果孩子能够通过他的努力在一天4节课中（学校一天一共有4节课）每节课都得到一个笑脸奖章，那么他晚上就能去玩篮球。

我请社工去告诉我的小患者我将跟他的母亲谈谈他们的协议，看是否有什么办法能让他"弥补"他的错误。然而，这个孩子需要先冷静下来（深呼吸，喝口水，回到班里，跟老师道歉），重新组织自己的思想和情绪，然后才能在这一天剩下的时间里与老师再次配合。我也让社工去提醒孩子，就像在他其他失望和心烦的时候一样，他的妈妈将和他一起找到解决问题的办法。社工还联系了孩子的母亲以确保放学后会有大人在家。

当我与患者的母亲谈话时，我们涉及了几个问题，其中一个与"全或无"（要么什么都给，要么什么都不给）的约定方式有关，这样的方式是让孩子真正爆发的"引擎"。注意力缺陷多动症的孩子不可能是完美的，所以任何需要完美地完成任务才能得到奖励的方式都是行不通的。强化训练背后的目标之一就是鼓励孩子去努力，而我的这个患者确实也有获得奖励的动机。然而，如果在强化训练的首要目标之后设定一个次要目标的话，会有助于让孩子学会如何在面对沮丧或失望时控制情绪。我的这位患者在这方面不太成功，所以我与那位母亲的讨论集中在这两个目标上。

首先，我们回顾了她的孩子在这一天当中做出的努力。总的来说是很好的，毕竟4个笑脸奖章中得到了3个，已经很不错了。但是他确实在最后有所松懈了，开始试着去逃避学校的功课——这是个不好的念头。我们必须要认清孩子做得好的地方和不好的地方。此外，对于出现的与失望相关的情绪，他相对应的行为反应还需要改善。让我们来看看合理的情况吧。首先因为孩子在学校拒绝做功课，那么就算他妈妈考虑让他出去玩，在那之前他也需要在家里完成学校的功课还有额外的家庭作业。其次，因为他做了一些吓到其他人（班里的孩子、老师和学校的社工）的事情，所以他需要去做一些能让他们感觉好一点的事。

在这一点上，我的患者需要做出一个决定。他可以选择拒绝做功课而不能去玩，或者也可以选择承担责任，做出正确的行为（"正向练习"和"正向惩罚"），并且弥补过错，然后出去玩。他选择了做功课（加上额外的家庭作业），并且决定为他的老师和社工做一张卡片，内容包括摘自《读者文摘》的一个笑话（他自己剪下的）和一些简单的话语，以表达因为他使大家担心而感到愧疚的心情，以及现在感觉良好并正努力学习更好地控制自己情绪的方法。因为放学后要完成任务，所以他不能出家门，但他的妈妈让他去玩，因为他为自己的行为负了责任，并积极地纠正了之前的错误（例如，做那些之前拒绝了的功课还有家庭作业），还以行动去关心其他人的感受。

我们计划中的要点是不断地鼓励孩子去努力控制自己的情绪，而且要帮助他意识到逃避功课和他不能"自我控制"时会产生哪些后果。正如我在本书中一直提到的，清楚地认识孩子的教育计划对于父母来说是很重要的。当然，他的母亲可以坚持原则："没有得到4个笑脸奖章就不能玩篮球！"然而她那个气愤而坚决的孩子就会一直缠着她，因此她很可能要把这天剩下的时间全部用来和孩子僵持，直到时间太晚孩子实在没法出去玩为止。

　　当然，这位妈妈也可以对孩子的行为做出更多的处罚，与之呼应的将会是另一场情绪的大爆发。我看到过注意力缺陷多动症患者失去一周里所有的权利的案例，只因为他们对自己的失望情绪产生了短短几分钟的"过激反应"。不过，在一天后，这些孩子没有一个会说："给老师和父母带来麻烦是我的错。我知道我应该做功课，我明天会更努力的。"这个方法很难产生效果。如果母亲执意如此，明知孩子会乞求、哀号、大哭和恼怒还要加重责罚，那么她的孩子可能就会整晚说一些类似"妈妈是坏蛋，我恨她"之类的话。如果孩子已经失去了一周的权利，那能使他接下来再继续努力的动机就会更小。这样就会导致一个恶性循环，孩子将因为在学校缺少努力而更得不到笑脸奖章，那么就会有更多的惩罚……

熄灭情绪火焰的方法和控制技巧

　　想想某一次，孩子的情绪产生了波动，您可以问问自己，"我本来想教孩子什么呢？""我的教育计划是什么呢？""我的计划是怎么实施的？"当您试着重现这些情景时，考虑一下熄灭这些情绪火焰的要点吧。

要点1：帮助孩子找一个安静的地方冷静一下

当您生气时会怎么做？你会去跟激怒您的人或者某个路人交谈吗？您可能已经发现这并不是个好主意。原因是什么呢？因为愤怒是一种让人想要去争吵或者恐吓他人的情绪状态。在我们生气时，我们平时用来解决问题所使用到的大脑区域是没有活动的，所以，此时最不应该做的事情就是与人交谈。

学习怎么控制愤怒的第一步就是，记住不要在生气时与其他人说话，那只会带来更多的麻烦。相反，您的孩子需要去学习一些能让情绪稍微平息的方法，下面就是一些例子。

在学校可以允许孩子去找学校辅导员、心理咨询师、护士或者伙伴散步。在愤怒控制方面有问题的注意力缺陷多动症儿童需要在他们的学校个人教育计划 (IEP) 中拥有相应的应对方案。这样，老师就不必在烦躁不安的孩子面前手足无措，孩子也会知道有办法应对这样的情况而不用造成更大的麻烦。在辅导员的办公室里，孩子可以玩玩黏土或用颜料画画，听听音乐或坐在舒服的椅子上握一握弹力球，当然还可以拿出一张纸写下（或在键盘上敲出）每一件他想说（但没有说）的事情。要鼓励孩子去使用一些身体放松法来使自己平静下来。

我最喜欢教孩子的减压活动是缓慢的深呼吸。我告诉孩子生气时身体会发生什么，一旦我们看到或听到让人愤怒的事，我们几乎停止呼吸、心跳加快，大脑中的氧气会减少，血液从大脑流向肌肉，让我们准备好战斗。我想让患者了解到，如果他们开始深呼吸，那么他们的愤怒就会立即下降。所以我告诉他们开始深呼吸，再来一次，当他们做完5次深呼吸之后，我让他们问自己"我想要什么？ 我该做什么才能得到我想要的？"；当他们做完10次深呼吸之后，他们应该准备好开始回答这些问题。他们在我办公室里练习，然后我鼓励他们在学校也可以练习。

另一个我喜欢用的方法叫作"情绪垃圾袋"。下面来说说这种方法是如何操作的。"情绪垃圾袋"需要用到一个纸袋、一张卷成扩音器形状的纸或者一些能让孩子用来"朝里面喊"的东西。辅导员告诉孩子：当一个人生气时会在心中产生许多的"垃圾"，在弄明白应该怎么做之前我们需要去除这些"垃圾"。需要做的就是鼓励孩子拿起纸袋，放在嘴巴前面，然后让孩子说话，说什么都可以。如果孩子想要有个目标，那么辅导员可以让他挑战一下，看他是否能用强有力的喊叫把袋子吹破。总之，基本原则就是，在我们试着去弄明白应该要做些什么之前，首先需要让孩子减少愤怒。深呼吸或者排出情绪垃圾，都会帮助大脑平静下来。我总是告诉我的患者在他们生气时最好不要跟其他人交谈，而同样，我自己也是这么做的。

在家里通过做一些非破坏性的体育活动让自己冷静下来不失为一个好主意（如举哑铃、骑固定式自行车、在跑步机上跑步、练习器械、练习瑜伽、做俯卧撑等）。听音乐、玩黏土、搭积木或使用"情绪垃圾袋"也能起到作用。因为攻击性和破坏性的行为（如重击枕头、击打沙包、踢球等）可能导致成年后危险的行为模式，所以我不鼓励教给孩子那些虽可以让身体放松但带有攻击性的行为模式。我还发现一个适合父母使用的方式，就是让他们的孩子知道，重新去调整呼吸，使之缓慢而平稳，对于平息怒火非常有效，特别是当孩子保持平静呼吸，直到他能回答这两个问题时："你想要什么呢？""你能通过做什么来获得你想要的呢？"在孩子平静下来并能够回答这两个问题之后，大家就可以开始有效地解决问题了。

需要再次说明，在您的教育过程中要强调的关键点是，只有当孩子的怒气减弱时我们才可以去谈论要做什么。我鼓励父母们尽量让孩子知道，家长不喜欢跟生气的人谈话，但只要孩子冷静下来家长就会很乐意去与他交谈。如果孩子拒绝冷静并坚持朝您大吵大闹，您可以平静地提醒他：这样的哭闹持续得越久，他将需要为此做越多的事来弥补。在这个时候，不要试图强迫孩子或与之争吵。但是，当孩子吵闹完以后，他必须要向您道歉（因为没有听大人的话），并做您认为合适的事来纠正错误。

要点2：了解孩子的需要并帮助其拟订计划

当注意力缺陷多动症儿童情绪爆发时，了解孩子的需要和建立一个可行的解决方案是至关重要的。作为父母或咨询师，您可能会觉得好像是走进了波涛汹涌的情绪海洋，但我希望您还是能通过试着不断鼓励孩子去保持安静和保持深呼吸来将他带回到"岸边"，直到孩子能够认清自己想要什么并找到一个"让它实现"

的方法。孩子想要什么或不想要什么？想要的是其他孩子所说的或做的一些事情吗？是不是老师的一句评价呢？是不是孩子不知道怎么做作业呢？是不是孩子害怕放学后您的情绪反应呢？在每一个案例中，问题都是一样的："孩子想要什么？怎么做才能实现他想要的？"我告诉我的患者："当你能回答这些问题时，你的大脑就回到正常的运转中了。而在你能回答这些问题之前，交谈只会带来更多的麻烦。"

要点3：帮助孩子认识到如果他对其他人发怒，在您思考他为什么发怒之前他需要去道歉并补偿

在分辨清楚孩子的需要后，您和孩子就能解决当前的问题了。不过当您在分辨的同时，要清楚地认识到您的目标是尝试帮助孩子学会怎样控制情绪反应和解决问题，这一点非常重要。如果孩子朝其他人大吼大叫，那么他（她）必须去道歉，并做一些事情去补偿。这并不意味着孩子就做了很严重的错事，而是要您去给孩子强化一个概念，即如果你"搞砸"了，就必须"补偿"。

要点4：帮助孩子了解，不止一种方法能达到自己的目的

尽管我讨厌引用滚石乐队的语句，但他们有一首歌曲中的歌词总是带给我许多启发，我常常引用这一句（这一定显得我很过时）："你不能总是得到你想要的，但如果你努力，有时你会得到你想要的。"在生活中，我们不是总能得到我们想要的，但是如果我们能对抗因为愤怒或失望而产生的冲动，并让我们的大脑"额

叶"正常地工作，那么我们就能找到一种方法来得到我们想要的，或是其他能让我们满足的东西。让我们来看看现实生活中的例子吧。

在我的办公室经常会发生这样的争论场面：某一家人在与我会面结束后商讨去哪儿吃晚饭。我喜欢把我的诊所开在一条满是餐厅的街道上。事实上，可以毫不夸张地说，在东海岸没有一个诊所像我的诊所，小小1.5千米范围内有这么多的快餐厅。随便说一个快餐连锁的名字吧。汉堡王，有一家；麦当劳，有两家；肯德基，有；赛百味，也有。想吃比萨吗？有必胜客、约翰爸爸的餐厅和一些在本地有名的餐厅。这些餐厅总让我的胃口大开。想在饭后再来点儿冰淇淋吗？这里还有"好朋友的冰淇淋店"。还想数下去？算了吧，这里什么都有。

那么，正因为有这么多选择，就容易产生烦恼。您说想吃必胜客，但您的孩子想去麦当劳——在你们来我办公室的路上您与孩子错误地陷入了这个话题，争论就此开始了。孩子想要汉堡，您却想吃比萨。孩子乞求、抱怨、生闷气，还用脚踢车前排的座椅。您却坚持说："要么哪儿都别去，要么就去比萨店！"孩子一边生气，一边说："我讨厌去看医生，我不去了。"您又说："如果你不进去，我就……（省略号是您用来惩罚和威胁孩子的典型话语。）"然后，孩子进了我的办公室，但明显生着闷气。

根据我多年的治疗经验，我明白在这种情况下如果我用一种沉静和忧郁的方式来作出反应，这次会面就会有一个糟糕的开始。

所以我会先跟孩子热情地打招呼，然后向他扔一个玩具球，或者问问他能不能帮我做完我正在楼上进行的"乐高"玩具拼装。我将试着用一切我能想出的事来支开孩子（如用"你能帮我倒杯水吗"或"你能帮我找找准备好的下午茶在哪儿吗"等问题）。

一旦孩子上了楼（或离开了办公室和家长），我就会顺便跟家长提到好像孩子为了什么事情很失望的样子，然后我就会听说有关晚餐的争吵了。我会问清楚在车上情况到底有多糟（他有没有对妈妈或爸爸说什么可怕的话）。我这么做是要试着告诉我的患者，不论你的观点有多正确，你都应该为你所说过或做过的不好的事情进行道歉和弥补。如果孩子想进一步讨论这个问题，就应该重新用正确的方法来和父母沟通。例如，当孩子看到父母时，他应该道歉并且问父母他是否需要去做点什么来弥补发生在汽车上的事情。接着孩子可以问父母要怎样做才能够说服他们去吃麦当劳，如果这次真的不能去，那么可以试着去争取一些别的可以做的事情或者和父母达成一个下一次去吃麦当劳的协议。这其中的关键因素在于帮助孩子学习如何通过与其他人合作（而不是威逼）来解决问题。我将在下一章重点讨论这一点，而您将会扮演父母咨询师的角色。

在其他公共场所的情绪波动

我们再来看看另一个常见的孩子情绪易产生波动的场所，那就是商场（或其他室外的商店、娱乐场所）。大部分的父母在去这类地方之前都会做些准备。这些地方是孩子乞求、抱怨、突然大发脾气（当孩子没能随心所欲时）并给父母带来麻烦的高危地带。因此，建议父母们在带孩子离开家前以及到达公共场所下车前都要注意一些基本的规则。如果孩子要去买东西，那么要事先讲清楚他能花多少钱和什么时候能花钱。如果孩子不能买任何东西但可以被允许去吃一次快餐时，告诉孩子他需要为此做什么。重要的是在这一点上家长不要让自己陷入被动。下面就是一个典型的例子。

您朝着商场走去，告诉孩子您要去给他们买运动鞋，如果他们紧紧跟着您，不哭不吵，不要求别的东西，那么他们就可以在汉堡王吃一顿。听起来不错是吧？可惜不太可能实现。当您从进入商场的那一分钟开始，您患有注意力缺陷多动症的孩子就被所有新奇的东西吸引了，并且会不断乞求您带他们去电玩城、商店、玩具屋或任何其他看起来漂亮的地方。您只能一次次地说"不"，最终生气地告诉孩子："不去汉堡王了！"孩子便大哭大闹起来。在商场里你们成了一大景观，所有的眼睛都盯着你们，您感觉自己像个傻瓜。您觉得非常愤怒，然后没有买运动鞋就离开了商场。如果这已经在您身上发生过，不用担心，因为这在我们大部分人（即便不是所有人）身上都发生过。

回想前面章节的基本原则：如果您想让孩子去学习，就必须要给他们清晰的指导并清楚地告诉他们为什么要学习。此外，我还谈到过怎样利用孩子争取他想要的东西的机会来促使他们付出更大的努力。另一方面，父母的惩罚和对孩子权利的剥夺会引发他们的攻击性反应。并不是说注意力缺陷多动症孩子总应该得到他们想要的，这么做仅仅是因为，比起父母的惩罚或对权利的剥夺（可以说是"父母的错误"），这些孩子将从完成或没有完成（他们的责任）中学习到更多的东西。

在我刚刚说到的情形中，什么是家长的指令呢？"跟着点，别哭别闹，不要乞求别的东西。"看起来好像很清楚了，也可能并非如此。孩子吵闹和乞求多少次，您才会取消你们的约定呢？是第一次吵闹就取消还是到第30次呢？是第一次乞求还是到第50次呢？通常在您发火之前孩子可以做多少次他不应该做的事呢？您可能认为在第10次闹腾后就不允许孩子去汉堡王是合理的。但第10次和第9次有什么不同呢？有谁知道你们的约定会是在第10次吵闹之后被取消呢？

这里有一些可用的办法，您可以在家里使用一个积分系统或积分图表。如果孩子安静地跟您待在一起，不吵闹也不乞求，那么每隔5分钟或10分钟（时间根据年龄不同而调整）孩子就能获得一个积分。如果这个方法起作用，那么孩子甚至会拿着手表或计时器帮您计时。孩子需要得到一定积分才能去吃汉堡王。如果孩子没有获得足够的积分，这些得到了的积分也能留着在家使用。但不论怎样，与其他类型的过错一样，回家后您需要决定孩子是否需要做些什么来改正所犯下的错误。

即使不用积分系统，您仍然可以用5分钟或10分钟计时的方法。您可以告诉孩子在某一个时段如果他遵守规则的话，那么他就赢得了2元钱（或另一个合理的金额），获得的钱可以用来在汉堡王（或别的餐厅）吃饭。在每个时段，您可以给孩子一个钱币或代币让他能在所期望的场所换取想要的东西。如果孩子没有赢得足够的钱去餐厅吃一顿，那么您就要把这些钱存起来让孩子下次去商场时再使用。需要重申的是，如果孩子发起脾气来，和他讲道理是没有用的。最好的办法是离开商场，回到车上重新订立规则（如果可能的话）或者下次再来。还有一点，孩子情绪波动一次，就需要道歉，练习聆听和遵从爸爸妈妈的要求（"正向练习"），做一些事情来补偿（"正向惩罚"）。

记住，不管您孩子的反应有多强烈，您仍然是老师。孩子会为他想要的东西大闹大叫，但正如在"时间停滞"方法中讨论过的，如果您一直要求孩子为过错道歉和弥补，孩子就会（在某种程度上）认识到他最终需要为违背家长意愿以及由此带来的麻烦而道歉和改正。您不必在公众面前显示您的权威，要做的是教孩子控制情绪，而您的失控是不会教会他们这一点的。和孩子一起回顾他道歉和改正错误的过程才能够帮助他学习。您不必在围观者面前赢得这场"商场大战"，只要冷静地提醒孩子，他做的错事越多，就需要做更多的事来弥补。这往往就足以让你们都有所控制地走出商场。

药物如何对情绪控制问题起作用

关于对儿童情绪问题的药物治疗的讨论有很多。在某些方面，这和成人的很多情况相似。难道人们在没有求助于药物的情况下就不该控制好自己的愤怒吗？难道这就意味着街头毒品是被"允许的"？难道这就不会导致注意力缺陷多动症儿童药物滥用的增加吗？还有，如果您曾经考虑过使用相关的治疗方法，难道这就意味着您不是称职的父母吗？

当我们谈到患有不同病症的人们产生的不同情绪问题时，一个人对相关问题的回答往往会反映出他的知识水平。让我们以糖尿病为例，如果一个人的体内胰岛素分泌不足，那么这个人就会对糖分的吸收有困难，这种情况就是所谓的糖尿病。美国公众普遍非常关注这种病症，并认为这是一种可以理解的医学疾病。事实上，如果患有糖尿病的父母、祖父母、阿姨或叔叔看起来特别累、糊涂、易怒或对人充满敌意，那么亲朋好友可能会问那个病人当天是否吃过药或检查过血糖水平。对于糖尿病的病人，药物的使用和合理的膳食起着非常重要的作用，它能帮助稳定血糖水平，进而改善注意力、精力和心情。这并不意味着糖尿病患者不需要学习控制情绪和解决个人问题的方法，而仅仅是告诉我们需要把药物治疗当作治疗的一部分。

同样，现在让我们来谈谈患有注意力缺陷多动症这种医学病症的人。到目前为止，科学证据表明，这种疾病与大脑功能状况有关，特别是大脑负责注意力集中、情绪波动和行为控制区域的活动性水平。最普遍的药物主要是针对涉及注意力和行为控制的区域起作用的。在谨慎地控制用量和保证充足营养和睡眠的情况下，这些药物能帮助孩子成功地学习许多技能，包括本书谈到的控制愤怒。

然而，有时候兴奋性药物也不能充分地改善大脑负责愤怒控制的区域。在案例中，一些其他类型的药物却可能起到意想不到的效果。抗高血压药（例如可乐定）是最常用的药物类型，用于帮助控制愤怒。患有高血压的病人每天服用这类药物可以保证日常的压力和烦恼不会让血压显著上升。这些药物作用于对肾上腺激素反应灵敏的大脑受体，而肾上腺素是一种当我们遇到烦恼或危险情况时分泌的激素。当一个患有注意力缺陷多动症的病人使用这种药物时，他在较小的烦恼面前产生暴怒情绪的可能性会减小。这类药物也可以与兴奋类药物结合服用，当然，同时需要监控血压的变化以防止血压的过度下降。这种药物已被食品和药物管理局（FDA）批准给患注意力缺陷多动症的儿童使用。

抗抑郁药（如舍曲林）和情绪稳定剂（如阿立哌唑），有时也用于治疗注意力缺陷多动症儿童的愤怒控制问题。尽管两种类型的药物都旨在增强神经通路的活动性，促进平静，但抗抑郁药和情绪稳定剂的副作用明显。儿童和青少年服用这种类型的药时，可能出现自杀念头，并且停止服药后，有时会出现幻觉和情绪明显恶化。因此，应谨慎使用此类药物，只有在其他低风险的干预措施尝试无效之后才可使用。这些药物均未经食品和药物管理局批准给患注意力缺陷多动症的儿童使用。

抗痉挛药［如丙戊酸钠、拉莫三嗪（Lamictal）和左乙拉西坦（Keppra）］，有时用于治疗注意力缺陷多动症儿童的严重攻击问题。

单独使用此类药物时，几乎总是加重注意力不集中和注意力减弱问题，通常将抗痉挛药与兴奋剂药物结合使用，以提高愤怒控制和改善注意力。然而，与抗抑郁药和情绪稳定剂一样，抗痉挛药通常在其他干预措施无效后才能使用，而且也要谨慎使用，因为它同样未经食品和药物管理局批准给注意力缺陷多动症患者使用。

抑郁、恐惧和其他的焦虑反应

在进行研究时，我花了许多时间来探索帮助孩子说出愤怒和沮丧情绪的方法。然而，患有注意力缺陷多动症的孩子同时也要面对其他类型的情绪反应。其中最令人担忧的就是抑郁和强烈到足以使人崩溃的焦虑。我见过有孩子因为某门功课不及格被罚待在家，然后突然大哭大闹着告诉父母他讨厌自己的生活想要自杀；也听说并亲眼见到过近乎缄默的注意力缺陷多动症孩子。这些孩子会经历较长时期的忧郁与冷漠生活，他们只是通过不间断地看电视来打发时间。

毫无疑问，在失望或沮丧时失去对情绪的控制并不是只有在注意力缺陷多动症儿童和青少年身上才会出现。需要正视的是，我们都需要去学习怎样摆脱不时的低沉情绪。不过，某些注意力缺陷多动症儿童看起来对生活中的任何事情都没有激情，而对其他一些注意力缺陷多动症孩子来说很小的挫折都好像是世界末日。为了使注意力缺陷多动症孩子们能带着更愉快的心情来应对失望并减轻他们的抑郁程度，有些策略可能会比较有用。下面我将详细阐述。请记住，尽管这些策略可能会有所帮助，但如果您的孩子经临床诊断患有抑郁症，则这些策略不大可能有效。我在第三章提到过，在这些情况下，可能需要咨询医生，并且考虑使用治疗抑郁症的药物。

对于那些"抑郁的"注意力缺陷多动症孩子（以及他们的父母），我的第一个建议是增加他们每天参与自己喜爱活动的次数。就像"一日三餐"一样，我鼓励他们能够确保每天做3件自己喜欢的事，不必是很复杂的活动，简单的事情就可以。可以是看一个喜欢的电视节目，可以是有机会偎依在爸爸或妈妈怀中一起读一本书，可以是一场家庭游戏，可以是穿一件最喜欢的毛衣去上学，可以是与朋友一起聚聚，可以是听一张 CD，也可以让家长确保午餐有他们喜爱的食物（这也是我最喜欢的一条）。总的来说，每天做3件喜欢的事情对于任何人来说都是一种良好的"抗抑郁剂"。

另一个对抗抑郁的方法是进行日常的体育活动。研究数据显示人能通过散步、游泳、慢跑或骑自行车等活动减轻抑郁症状。对孩子来说，这些体育活动可以是棒球、橄榄球、足球、游泳、摔跤、曲棍球、篮球、练习空手道、体操或舞蹈、捉迷藏、追逐或其他能让身体处于兴奋状态的活动。建议父母们尽量让孩子把参加这样的活动作为日常生活的一部分。

还有一个方法涉及了自尊的概念。抑郁的人常常对自己的评价不高。这里有一些可供参考的提高自我评价的措施。第一，感觉到在父母眼里自己"看起来不错"，这对一个人来说是很重要的。

您应该告诉孩子您爱他，而在您确实为孩子感到自豪的时候说出来，这对树立孩子自尊也是很有帮助的。患注意力缺陷多动症的孩子往往会把事情搞砸，他们的父母会花很多时间纠正他们，有一次我的一个小患者对我说，"爸爸妈妈不是很喜欢我"，或者"我什么都做不好"，这并不奇怪。如果你每天听到的都是"不要这样做"，或者"我要告诉你多少次……"，那么你很难有自信，所以想办法夸奖你的孩子吧。患注意力缺陷多动症的孩子可能很难专注于一件事情，但是你能看到他们会善于发现一些美好事物。

一位从事信心培养的专家做了关于道德准则的研究，史蒂文·科佩史密斯（Stanley Coopersmith）博士在他关于自尊的文章中指出，自信与一个人的生活方式和他的道德准则之间的一致性有关。也就是说，一个人的行为越符合他们的道德准则，他们越有自尊自信。因此，通过您的生活故事和信仰实践，以及社交活动、书籍、电影、电视和其他媒介，指导和鼓励孩子按照道德准则生活，会帮助孩子树立自信心。

另一个辅助措施就是帮助孩子在其他同龄孩子都尊重和钦佩的一些事情上"做得很好"。虽然让孩子学弹一手漂亮的钢琴是很不错的事情，但在青春期后期或大学时期之前这可能不会对自尊的建立有多大的帮助。如果他喜欢弹钢琴、骑马、画画等，都挺好，但是，一定要帮助孩子掌握那些邻里孩子都参加的活动（如滑旱冰、冲浪、体育锻炼、钓鱼、滑雪、学习一种乐器并和朋友组成一支乐队，或者参加体操队、舞蹈团或空手道俱乐部之类的）。

　　另一个能帮助树立自尊的措施是：在班级里至少有一个朋友。如果您的孩子常常与班里的其他孩子一起玩，那就很好。如果不是，您应尽量去获取班里其他孩子的联系方式，然后试着寻找机会邀请同学来家里玩玩，或是去附近的公园逛逛、钓鱼、游湖等。看看您孩子班上的同学都参加什么俱乐部、社团或活动，然后帮助孩子也参与进去。如果您家与其他孩子家离得较远，通过教堂团体、青年会或女青年会、男女生俱乐部或兴趣社团（如体操队、游泳队、空手道团体或遥控赛车俱乐部）与其他孩子联系起来也是很有帮助的。

　　如果你五年级的孩子只想在沙发上待着，说除了看电视或玩电脑游戏之外，做任何事情都很无聊，不要惊讶，可能确实如此。就如同你不愿意让孩子整天吃饼干（"因为其他食物很无聊"）一样，你想让他去参加活动，帮助他增加信心。所以有必要去做这些事，即使您不得不去学校活动中当志愿者，以便您找到其他孩子的姓名和电话号码（您的孩子不太可能自己做这些）。虽然这可能意味着您得把"与同学们一起活动"增加到您对孩子的日常教育责任中，但这非常值得。

　　最后一点，如果在生活中有一定程度的控制感，我们就会感觉更好。虽然您是一家之长，但是如果孩子感到可以控制某些事情，那么这对他自尊的建立会起到推动作用。这些事情可以是穿什么衣服，卧室墙用什么颜色，一周里某一天吃什么，也可以是某个月的家庭活动做什么。当然这都由家长您来选择，不过说不定您也能在其中找到乐趣。

我的孩子对与其他孩子一起做任何事都感到恐惧。我能做什么？

焦虑和恐惧反应在我的患者身上很常见。如果您愿意使用药物，那么与愤怒控制问题一样，抗高血压药物和抗抑郁药物是可以考虑的主要药物类型。在这两类药物中，抗高血压药物的副作用较小，见效更快，易于停药。胍法辛已被食品和药物管理局（FDA）批准给儿童使用。有丸剂形式药效持续6小时，缓释剂形式药效长达12小时。没有一种抗抑郁药被食品和药物管理局批准给儿童使用，所以我建议你先使用其他的干预措施。在治疗中发现，抗高血压药物的耐受性良好，与低剂量的安非他命或者二甲磺酸赖右苯丙胺结合使用，有助于改善注意力，但是，我的经验发现，除非胍法辛与兴奋性药物结合使用，否则会过度镇静。

除了用药我还能为孩子做什么吗？

作为药物治疗的补充，还有一些策略可以帮助家长减轻孩子的恐惧感。而这些策略都是以下面这个公认的原则为基础的："如果我们去面对我们的恐惧，并能在让我们产生恐惧的情境中让自己平静（或者处在放松的状态），那么这时候我们的恐惧就开始慢慢平息了。"我以一个简单的例子开始并且从这个例子展开论述。

我曾经认识一个害怕出门的孩子，因为她的一个朋友告诉她，如果她碰到某种虫子，她就会变成那种虫子。事情变得很糟糕，这个孩子哪儿都不去了。那么，作为一个家长您该怎么做呢？我们大多数人会试着让孩子相信没有什么好担心的，但这种方法往往不管用。我很早以前就发现我们不能抛开恐惧本身来劝说别人，这样最终只能让害怕的人每次在"进入这个恐惧地带"时都好像是抱着侥幸心理而决定去赌一把。这个时候专家（比如家长）的话也许帮得上忙，但是对恐惧的某种直接的接触可能是更为必要的。所以，我们先谈论事实（碰到一个蜗牛不会让您变成一只鼻涕虫），然后到外面走走，看看虫子。不过，转折点出现在我向孩子展示触摸是安全的（通过触摸某种虫子），而我们俩都看到我很安全。

　　这个害怕虫子的例子仅仅是孩子们恐惧中的一种。有的孩子害怕独自走到家里的某个地方。在这些案例中，我经常鼓励家长和孩子玩类似"捉迷藏"的游戏，在游戏中家长将盒子藏在家里不同的地方让孩子去找。一些盒子里可以装上小奖品（例如，一块小点心、一个硬币或者一张和爸爸或妈妈一起玩游戏的"奖券"），另外一些盒子里可以放一些写着鼓励话语的字条（例如，"真不敢相信你能这么勇敢地爬到床下面，我为你感到骄傲"），剩下的盒子中仍然可以装一些孩子害怕的东西（例如，一个装有小蜘蛛的罐子）。在孩子寻找小奖品的同时他也在战胜恐惧。

　　另一种常见的发生在孩子身上的恐惧是害怕独自睡觉。尽管看起来我们更容易对孩子的要求让步，但孩子一旦养成了和父母一起睡的习惯，再让他们自己睡觉时他们就会极力反抗。这样的结果除了会明显地限制家长间的亲密行为，当孩子被允许和父母一起睡时还会促使孩子去回避一种他必须要控制住的最早出现的恐惧："即便父母不在我也能睡得很好"。因为信心来自面对恐惧，允许孩子和您一起睡恰恰阻止了孩子通过战胜恐惧来建立自信。

当孩子们对单独睡觉感到恐惧时，我经常使用以下方法。我们首先要制订一个每晚去孩子卧室的具体时间。另外，我们还要确保孩子在睡觉之前不吃高热量的食物（如饼干、巧克力、含咖啡因的饮料等），睡前一个半小时内不看电子屏（如电视、游戏机、电脑游戏等）。在孩子能坚持单独睡觉以前，我希望家长能确保孩子在睡前体内的糖分和肾上腺素不会过高。

家长可以搬一把坐的椅子到孩子的卧室。这把椅子需要足够舒服，这样家长就能够在孩子入睡时在其卧室里坐上一会儿，看看书或报纸（在较弱的灯光下）。房间的灯开着时，家长可以坐在床边或者椅子上，把书或报纸的内容读给孩子听。不过，读完以后，要把灯光调暗并且要求孩子待在床上。家长要告诉孩子自己会待在房间里，直到看着孩子睡着。在这之后就应该尽量不要再有对话了。和其他的技巧一样，给孩子一个理由（奖励）去学习面对恐惧通常会很有效果。这可以是允许孩子第二天参加一些活动，或者给孩子一定的奖金让他可以在一周结束的时候买到奖品，或是能在第二天吃到最喜欢的早餐或午餐。还有，让孩子知道"他将会为能独自睡觉而感到骄傲"，同样也会对克服恐惧有所帮助。

当证明了有家长在房间里孩子能在15分钟内睡着后，家长的椅子就可以搬到卧室门口了。过程仍然是一样的，首先是一个读书时间，然后是安静的"入睡时间"。家长要待在门口的椅子上，直到确定孩子能够保持在15分钟以内入睡。在这之后，家长可以在读书给孩子听之后就走出房间，只需要象征性地与孩子待在同一楼层直到孩子睡着。

和其他方法一样，这个方法也可能会出现问题。您的孩子也许会拒绝待在床上并且坚持要坐在您的腿上。和其他拒绝一样，您可以让孩子知道他这样坚持越久，就会导致您有越多的事情需要做，那么第二天在他可以去玩之前也需要帮您做更多的事。还有一个典型的问题是孩子在半夜醒来并且大声叫您。这时虽然您更愿意待在床上，但我还是建议您起来给孩子盖好被子，然后坐在您的"家长专用椅子"上直到孩子再次睡着。

尽管看起来家长又有大量的工作要做了，但入睡时在黑暗中面对恐惧，有助于让孩子找到充满力量和自信的感觉。虽然相关的儿童书籍和视频资料也能够在这方面对孩子有一些帮助，但它们最终的目的也只是让孩子独自去面对这些恐惧。在这个问题上最重要的还是您的孩子（和您一起）因为成功地完成了这个任务而建立起了自信心。

与其他情绪控制问题一样，有些家长会使用药物来帮助控制。当使用策略不足时，一些家长使用在本章和其他章节提到的抗高血压药物。有些父母也可能短时间尝试褪黑素补充剂。如果问题主要是恐惧症（而不是睡眠障碍），褪黑素补充剂或抗高血压药物可能会有帮助。

　　对于容易焦虑的孩子们，我也会使用一种勇气游戏。同样，游戏的奖品可以是积分、特别的待遇或是参加活动的机会等。在勇气游戏中，家长和孩子一起列出一些孩子害怕的活动或事物。在清单列出来以后，家长可以先教孩子如何通过调整呼吸来达到使自己平静的效果，然后再帮助孩子每天或每周克服一种恐惧。当我教一个孩子（或者任何一个人）通过控制呼吸的方法来控制焦虑时，通常他（她）一开始会很怀疑，直到我证明它确实是有效果的。下面便是一堂您可能会觉得有用的课程。

　　课程一开始，我就告诉孩子们一个重要的事实："如果你的身体含有大量氧气（空气）时，你是不会感到害怕的。"我继续描述道：

　　"当我们在稍微有些害怕的情况下，发生的第一件事情就是停止呼吸，僵在那里。在我们停止呼吸的同时，我们的心脏开始忙碌起来，它开始越跳越快，尝试尽可能地将很少的氧气输送到身体的各个部分。这样我们就感觉到了'焦虑''害怕'或者'担心'。我们越觉得害怕，呼吸就越少。这让我们的心脏跳动越来越快，直到我们感觉头晕甚至感觉快昏了过去。我们试着让自己冷静下来，但这并不管用。通常，只有当我们逃离（或避开）当时的处境，焦虑才会慢慢消失。问题暂时解决了，但这并不能帮助我们克服恐惧。所以，如果你想克服恐惧，你需要学习的最重要的事情就是在你刚开始感到焦虑时就吸入氧气（或空气）。当你开始让身体深深地吸入清新的空气时，就能很快恢复良好的感觉。一旦身体吸入了空气，你的心脏就不会工作得那么辛苦，心跳也会渐渐慢下来。当你感觉心跳减慢时，你将不会觉得那么焦虑，并且很快就会没事了。你只需要记住，在身体有足够的氧气供应前，心脏会需要你做至少15～20次的缓慢深呼吸。"

之后我就和孩子们练习这个方法。您也可以和孩子尝试一下，一定会有惊喜的。

家庭作业

在这一章里，我提到了一些方法来帮助您的孩子解决常见的情绪问题，如愤怒、抑郁、恐惧以及焦虑等。如果孩子正在与其中任何一种情绪问题作斗争，那么现在是您坐下来制订一个计划以教会孩子控制情绪的好时机。您也许会决定联系医生并尝试将药物治疗作为计划的一部分，这当然很好。对于不使用药物治疗的父母，我们也不会表示特别的赞赏，尤其是当孩子不服药，病情并没有好转时。长期的愤怒、抑郁、焦虑不会让孩子变坚强，只会令他们崩溃。但不管怎样，我都希望您能制订一个"课程计划"并据此开始培养孩子的自信心，帮助孩子使用某些"心理的"策略来控制情绪，以增强对日常生活的满意程度。这些都会是孩子情绪培养过程中最重要课程的一部分。

最后一点：在本章中，我们已经讨论了一些策略，帮助您的孩子克服强烈的愤怒、抑郁以及焦虑的感觉。但是，如果您的孩子通过说"我希望死掉""我想要自杀"来表达愤怒和抑郁，您需要联系孩子的医生或治疗师，以便他们评估伤害孩子或其他人的风险。虽然患注意力缺陷多动症的孩子可能只是说说自杀或杀人，但是因为他们不会用更好方式表达自己，你最好立即寻求帮助，而不要等待。

9

喊叫不能解决所有问题

我经常告诉家长，他们教给孩子们的第一节课应该是：爸爸妈妈是爱他们、关心他们的。如果孩子从婴幼儿时期就接受拥抱、亲吻、亲密身体接触，对于"我爱你"这样的表达他们就会更容易接受。如果婴儿微笑，世界会向他们敞开怀抱。处于婴儿时期的孩子们如果需要拥抱、食物、新尿布或者一些他们自己拿不到的东西和一些游戏的时间，他们一般就会通过哭叫来解决这个问题。然而，当孩子到了一定的年龄（一般在2岁左右）后，哭叫便不能再帮他们达到目标了，这时候问题就出现了。之后，孩子们开始学说话，通过哭叫来表达需求便不再被父母认可，乞求、突然的大发脾气更是不能解决问题。

随着时间流逝，孩子到了少年、青年阶段，学会了用新的方法来表达需求。首先，他们会用一些在婴儿时期屡试不爽的方法——哭、叫喊、哀求、突然大怒。他们会退回到3岁时的样子，不停地问："为什么？""为什么我现在必须睡觉？""为什么我必须做作业？""为什么我不能买新的游戏盘？""为什么我不能拥有自己的手机、平板电脑？""为什么我必须吃早饭？"或者他们会不停地乞求："求你了，妈妈，求你了。"不管什么时候，无论是在杂货店、附近的肉饼店还是在商场，您都会看到一个超过3岁的孩子仍然用婴儿时的计策来索取他想要的东西（我希望您的孩子不会出现这样的状况，但也仅仅是希望而已）。在某一时刻，我们意识到孩子还需要学习另外一项重要的技能——怎样在尊重他人需求的前提下索取自己想要的东西。

每一天，当您和孩子都醒来之后，你们开始解决各种各样的问题。您不仅自己要起床、洗漱、穿衣、吃饭，而且还得照顾孩子的这些事情。之后，您和孩子开始讨论做饭、打扫、收拾衣服、收拾玩具和收拾杂物这样的事情要由谁来做；你们开始协商做游戏、看电视、玩电脑、做作业、干活、睡觉、用餐等事情的时间分配；您要安排采购、探访朋友、逛商场的时间等。所有这些都只是在你们日常生活中所要协商的基本事情。当面对一个表现依然很孩子气的，或是一个懂得怎样成熟地应对的青少年时，您将怎样来处理这些事情呢？尽管这一章的大部分例子都是关于青少年，但是这些方法同样适用于更小的孩子，只需要根据他们的情况适当调整即可。

教给孩子解决问题的方法

让我们来总结一下那些发生在父母与孩子之间的有代表性的争论有什么相同点。通常，当一方想要某样东西但是另一方不同意的时候，就会产生问题。当然，如果孩子做到了父母希望他们做的事情，这就不会产生什么问题；如果父母同意了孩子的要求，这也不会产生什么问题。但如果父母不同意或孩子忽视、违抗父母提出的要求时该怎么办呢？

简单地说，大部分（不是所有）的这些不同意是因为害怕、担心或需求冲突。孩子要晚睡，但我们担心第二天早晨孩子会赖床，所以不同意。14岁的孩子想和朋友们一起去商场，我们担心他们自己出去可能不安全，所以不同意。您下班刚回家，孩子便吵着要去商场，此时你可能会有一些抵触情绪。孩子们有他们自己的需求（如玩玩具、完成作业），但是您也有自己的需求（如休息或是饱餐一顿）。

现在，您完全有权利说不——这当然是可以的。接着让我们来面对它，并不是每件事情都只是拿来讨论的，您应该意识到每一次的争吵都可能成为您对孩子进行教育的好时机。

孩子们需要学会，当他们想要东西但是其他人不同意时，很可能是因为他人很在意或很需要这件东西。孩子们需要了解他人的担心与需求，进而来解决整件事情，而不是哭喊、乞求、叫嚷甚至突然大怒。和别人一起解决问题意味着，我们需要在关注他人的担心和需求的同时来索取自己需要的东西，这是整件事情的核心。下面让我们看看教孩子们解决问题时的重要步骤。

第一步：学会用尊重他人的方式表达需要

您希望孩子怎么来向您提出要求？"喂，妈妈，我需要……"

"爸爸，你带我去比利那儿！""爸爸，你得在10分钟内把我送到学校。""妈妈，我要看这个电影，给我10美元。"我们中的大多数都不喜欢被孩子们差遣，当然我也无法想象您会这么做。所以解决问题的第一步就是教会孩子用一种尊重他人的方式来表达要求。

那么您更希望孩子怎样提出请求呢？"我可以……""请……""如果……可以吗"，还是"如果不麻烦的话，爸爸您可以……吗"，选择您更希望听到的那个，然后教给孩子们技巧。就像我在本书中提到过的其他课程一样，学习怎样提出请求或引起一个讨论是很重要的。孩子有一些需求，而您也一样。您可能希望得到尊重或一点点感激。因此教育孩子在提出请求时是用尊重他人且礼貌的语气是很有必要的。注意力缺陷多动症儿童（像其他孩子一样）也需要学会怎样能理性地处理需求和他人的感情，而您就得充当孩子们的老师。

如果您要求孩子用尊重他人的方式表达需求，却被忽视了怎么办？还记得我在前面关于"时间停滞"的讨论吗？如果孩子忽视了您的要求，要让他知道除非他道歉，做些事情弥补这个错误，然后再重新用正确的方法说一遍，否则您是不会考虑他的请求的。注意力缺陷多动症儿童可能会要求很高，但是他们也会知道如果不尊重他人，他们将更难得到他们想要的。他们会学到因为不尊重他人而要道歉，彼此交流和解，然后重新再来一遍。

第二步：理解他人的关系和需要

好的，下面让我们来假设您的孩子已经可以用尊重他人的方法提出请求，接下来的这个部分就是比较私人化的了。在每一次打算教导孩子时，首先要问自己几个问题：第一个问题，是不是因为我担心某些事所以才会想要说"不"呢（这里您要明确，说"不"的原因是出于对孩子某些方面的担忧）？第二个问题：我说"不"是不是因为我想让孩子帮我做些事情（这里说"不"的原因是您想要孩子做些什么）？自我分析后，下面来分析具体事例。您14岁的女儿要求和朋友去看电影。您有种想说"不"的欲望，于是说："我还没有想好这件事。"孩子并没有哀求或哭喊，而是尝试问些简单的问题，她可能会问："妈妈，你在担心什么？"问一下您自己："如果我答应了这个要求，会发生什么呢？"这里有些可能的情况：a.孩子可能会不安全；b.孩子会暴露在存在吸烟、吸毒这样人群的环境下；c.孩子可能从看的电影中学些"坏毛病"；d.孩子不能做完她的作业；e.孩子会熬夜到很晚而不能参加明天的礼拜活动。

这个单子只列出了几个观点，并不是很详尽。如果您不同意她的要求是因为担心，那么您首先要回答第一个问题："我担心会发生什么？"如果您是因为担心孩子的安全问题而不同意的话，您需要和孩子商议来"解决问题"。现在孩子面对的问题就变成了："我要怎样做才能消除妈妈对于我安全的担忧，这样我才能去看电影？"

对于这一点，您可以拿一张纸写下一些可行的办法，这些方法可以消除您对安全问题的担忧，并允许孩子去看电影。然后您和孩子可以坐下来交换各自认为可行的方法。如果孩子开始侮辱您（说您是多么愚蠢等），就像前面一样，孩子要为此道歉，重新组织语言表达自己的意思。孩子们需要明白，侮辱别人不是解决问题的策略。接下来只要孩子能够尊重他人，你们就可以继续想办法来解决问题。下面是一些可能的解决方案：a. 要有至少4个同学一起去看电影，妈妈在电影院门口接送我；b. 萨利和我坐公交去电影院，我带上手机以防万一；c. 妈妈把我和萨利送到电影院门口并在那里接我们；d. 妈妈和我们一起看电影；e. 让我18岁的哥哥和我们一起去；f. 妈妈和爸爸在相同的电影院看另一部电影，我们一起进出电影院。

在解决问题阶段，需要让孩子意识到当她想要做某些事情时，她要尊重您的感受。如果您觉得让萨利和您的女儿搭公交车去看电影仍然不能放心，那这一选择可以删除。只有当您的女儿同意选择一种能让您放心的出行方法时才能让她去看电影。如果您觉得 a、d、e、f 可以接受，那您的女儿可以从中选择一个她可以接受的。不管怎样，有一项孩子是必须知道的：在解决生活中的问题时，人们需要考虑到父母、朋友、老师、同伴等身边关心自己的人的感受。

假如您不同意女儿去看电影是因为她不能完成作业这个原因，此时，孩子需要解决的问题则变为"我要怎么做才能不让爸爸担心我不能完成作业？"下面是一些可以考虑的选择：a. 在去看电影之前完成作业；b. 去看电影前完成一半作业，然后在周六完成另一半，否则不看电视或做其他娱乐活动；c. 在周末结束前完成作业。

如果您只同意第一项，因为周末需要做礼拜，或者按照惯例全家一起活动。那么您女儿需要同意第一项，或者她能找到其他更好的解决方法来消除您的担忧。

而如果您只是单纯地不同意该怎么办？并不是所有父母不同意孩子的要求都是因为担心。有时，父母也可能是感到疲惫、压力大或有其他原因。如果真是这样，您的孩子需要提出两个问题："妈妈，我需要帮您做什么您才会同意我去做这件事情？"或者"我做什么您才会同意我去做这件事情呢？"这两个问题是为了帮助孩子明确您的需求。如果您不同意孩子的请求不是因为担心，那么您可能有些需求需要考虑。让我们依然用刚刚那个电影的例子。

如果您不同意她去看电影是因为你感到累了，您觉得自己像是孩子们的奴隶，觉得好像所有的事情都只有您一个人做。您需要自问："我想要什么"或者"我的孩子需要做些什么我才会答应她的请求"。您可以用下面的说法去代替"不，妈妈累了"这样直接的拒绝："我需要在晚饭前休息一会儿，我想放松一下，把要看的节目录下来在晚饭后看。但如果你能帮我准备晚饭，我会带你和萨利去看电影。我想让你帮我做意大利面并且把酱汁加热。首先，你要把大锅装满水加热等待它煮沸。一旦它开始沸腾，告诉我一声。"

当水沸腾后您的女儿来找您,您继续指导她:"很好,下面你要做的就是把一盒意大利面放入锅里,定时10分钟。然后加热酱汁,我已经把放酱汁的锅放在炉子上了。这段时间你要不停地搅拌,保证意大利面不会黏在一起、酱汁不会烧焦,所以你不能离开厨房。你做饭时我看我的节目,晚些时候我便会带你去看电影。"

在这个情景中,女儿通过关注并服从母亲对休息和放松的需求来满足自己的请求。在生活中,最普遍的父母的需求是做家务时有人能提供些帮助。然而,很多父母还有另一个需要:他们需要感到被爱、被需要或得到他们孩子的感激。

下面我来给你讲一个真实的故事。曾经有一个家庭里有一个处于青春期的孩子,这个孩子想每天都和他的朋友们在一起。父母总是尽他们最大的努力来满足孩子的愿望。但是,某一个周末,父亲拒绝了他儿子的这个请求,并告诉他这周他哪儿也不能去。男孩傻眼了,他已经做了所有父亲要求他做的事,在学校也没有惹麻烦。那么"为什么,为什么,为什么,他不能去?"当然,这个青春期的孩子不会像个小孩那样哭闹着解决问题,但却没有意识到他父亲一定是有什么需要或在担心什么事情才会拒绝他的要求。这件事尘埃落定后,男孩明白了父亲之所以拒绝他的请求只有一个简单的原因——父亲想和他一起相处一段时间。但是父亲之前没有告诉儿子,儿子也没有问过,结果就是一场大战。

父亲不得不接受儿子想要和朋友在一起的这个事实，而作为儿子也应该考虑到父亲的需要。在这个例子中，父子俩最后决定一起去滑雪（和家庭共同的朋友），这样他们可以在一起消磨时间，儿子也可以继续发展对他而言很重要的友谊。

父母常常因为没有很多时间来陪孩子（尤其在孩子们处于青春期时）而备感失落。这个现象很普遍，但这并不仅仅是父母面临的问题。尽管孩子们大部分时间都和同龄人、朋友在一起，但在青春期同父母相处对孩子的发展也是十分重要的。如果青春期的孩子欠缺和父母的接触、交流，则可能会使得亲子关系恶化。另外，孩子和父母相处的一些时间，比如看星星、滑雪、钓鱼、打球、玩游戏、游泳、共进晚餐等，可以传达父母的爱，同时教给孩子从朋友那学不到的东西。

家庭作业

两个人解决问题的关键包括了解和尊重另一个人的需要及其关心的事。这一章对任何一个人来说都是很重要的，值得学习及应用。同其他任何一章一样，它同样需要学以致用。在您开始教孩子这项新的技术前，让孩子知道您要教给他（她）的是另一种谈论问题的方式。告诉孩子，当我们是婴儿时，可以通过哭、叫嚷等方式表达自己的需求，但是随着成长，我们都要学习更多"成熟"的方式。和孩子坐下来，用下面所给出的"问题工作表"讨论问题。

问题工作表

您的孩子想要什么?

为什么您想要说"不"?

是需要吗? 问您自己"我想要做什么"? 把它列在下面。

_____

是担忧吗? 问您自己"我担心什么"? 把它列在下面。

_____

解决问题也就意味着您和孩子要考虑既满足孩子的需要又满足您的需要,消除担忧。所以,您和孩子有什么可以解决问题的想法吗?

1._____

2._____

3._____

4._____

5._____

6._____

当您已经列出6种方法后,停下来,删去其中您或孩子不能接受的部分,然后从保留下来的部分中选择一种方法。如果每种情况都被排除了,休息一会儿(半小时左右),再重新试一遍。

10

你真正想让他们学什么

到目前为止，我们已经了解了很多有关注意力缺陷多动症的知识，以及需要面对和解决的常见问题。然而，在过去10年中，我开始思考一个非常不同的问题。有一天，我想到一个简单的事实：我一直在努力帮助孩子们改善注意力，却没有问过他们的父母，"你觉得真正重要的是什么？"于是，我们开始一系列对话，并且促使我写下这一章。

除了让孩子自己穿衣吃饭，不和兄弟姐妹打架，完成家庭作业，从高中毕业（通常是大学毕业）之外，许多家长担心的是，没有教给孩子我们普遍认可的价值观，希望我们只要有时间的话就教授给孩子。我们经常在电视节目上看到，或者听说到鼓舞人心的故事，比如孩子把三明治分给无家可归的人吃，身患癌症的小女孩亚历克斯摆柠檬摊挣钱，捐助给医院为他们提供研究资金。患者的父母想让他们的孩子成为真诚的人，做正确的事。但是他们没有想过如何做到这一点。

所以我开始向家长询问有关他们想教授的价值观的问题。结果并不出乎意料，下面列举出几项价值观（没有一定的顺序）。父母希望孩子学到：

- 慷慨，富有同情心，勤奋和善良；
- 有思想，诚实，懂得感激和有耐心；
- 充满希望，有责任心，值得信赖，相信上帝；
- 遵循家庭的道德准则和精神价值观；
- 有信心做正确的事情。

家长们说最重要的是希望孩子快乐。他们认为，如果能帮助孩子养成这些品质，那么他们的儿子或女儿将更有可能获得幸福。父母担心，如果所有的重点都放在帮助注意力缺陷多动症的孩子坐下来集中注意力，就会失去一些东西。他们觉得没有花时间和孩子们讨论什么是真正重要的事情，而且由于不断地纠正孩子的错误，孩子就感受不到他们是美好而有价值的。

当我和这些家长谈论这些话题时，我开始思考宾夕法尼亚大学的马丁·塞利格曼（Martin Seligman）博士的研究。几十年来，像塞利格曼博士这样的心理学家一直试图更好地了解幸福的来源。在《持续的幸福》一书中，他全面解释了是什么带来幸福的状态。

塞利格曼博士发现，幸福的状态肯定与生活给了多少你喜欢的东西有关。有人对你微笑，对你所说的话感兴趣，告诉你他们喜欢你，或给你一个拥抱，所有这些经历都会产生一种积极的感觉，我们称之为"幸福"。或者你在工作中得到奖金，孩子获得荣誉证书，你和家人在公园度过一天，孩子们相处很好，你都会感觉到幸福。但是幸福不仅仅存在于事情按照我们喜欢的方式发展的时刻。如果我们只是等待生活按照我们喜欢的方式发展，那么多数人都会等很久。

大多数父母意识到，他们需要教给孩子其他技能，帮助他们拥有"幸福"的感觉。这就是家长们在诊所跟我谈论的话题，也是塞利格曼在研究中所发现的。培养乐观、韧性、好奇心和自信这样的品质，有助于个人产生幸福的感觉。在这一章中，我们将会讨论怎样培养这些品质。

那么你真正想让你的孩子学习什么？我们先看看有哪些品质，这些品质是我们跟在诊所治疗的孩子父母讨论后得出的。下面是列表清单，花几分钟时间看看你想教给孩子什么。

价值观列表

我想让孩子变得更：

1. 慷慨 2. 富有同情心 3. 勤奋 4. 善良 5. 有思想 6. 诚实 7. 有耐心 8. 充满希望 9. 可信赖 10. 相信上帝（或者遵循家庭的道德和价值观） 11. 懂得感激 12. 有韧性 13. 坚定 14. 有创造力 15. 忠诚 16. 乐观 17. 友好 18. 有好奇心 19. 自信 20. 有责任心

当你完成"我想要孩子学习什么"列表后，选择两到三个品质开始教授给孩子。对于我8岁的儿子们，大家一直在帮助他们变得更加富有同情心、慷慨和善良。所以这里举一个例子，如何开始教授孩子同情心和慷慨。

在圣诞节时，我的两个儿子都很想得到星球大战的乐高装备。他们每天早上拿着最新广告来到餐桌旁，讨论他们多么需要得到钛战机或X翼战机。当他们决定要"死星"作圣诞礼物时，我突然意识到，我需要教他们同情心和慷慨了。

如果你现在还不知道"死星"乐高的价格，我给你个提示。这个费用你能够支付一个月的电费（399美元），你还可以资助在非洲、亚洲、中美洲或世界其他一些贫困地区的一名饥饿的孩子生活一年。我决定利用这个时刻教儿子们一些非常重要的：同情心和慷慨的价值观。

因为我们最近去了他们一个朋友的生日聚会，所以我借机说了这样一番话："我觉得'死星'看起来很酷，但是我认为我们在圣诞节是为了庆祝耶稣的生日。记得当我们去你朋友约书亚的生日聚会时，我们要了解他想要什么，对吧？"孩子们当然点了点头。我继续说道："约书亚看上去很喜欢我们为他挑选的礼物，他还送给了你一个礼物，对吗？"他们又点了点头，但是我看到他们想问"爸爸为什么说这些？"，我继续说："所以让我们想想耶稣告诉我们他喜欢什么。我记得他告诉我们要善良，相亲相爱，照顾贫穷的人。"孩子们记得这些，所以又点了点头。如果我说："我们花399美元，可以买'死星'，也可以养育一个非洲小孩一年。你认为哪种做法会让耶稣更快乐？"孩子们毫不犹豫地说"养育一个非洲小孩"，这就是我们这一天所做的。

现在我的儿子们收到了圣诞节礼物，但不是"死星"，并且我们没有买一些昂贵的东西来弥补失去的"死星"，我们给孩子们买了几件礼物，他们很高兴地玩玩具。还有另外一件礼物，每两个月，他们就会收到来自肯尼亚的新朋友弗途曼的一封信，弗途曼感谢他们的慷慨，并告诉他们一些关于非洲的生活。

虽然这个例子反映了我们家庭的基督教信仰，但同情心是有宗教信仰的人普遍拥有的价值观。分享我们的时间、才能和资源，不仅仅是基督教徒的特质、犹太人的特质、伊斯兰教徒的特质，也不仅仅是红十字会、联合劝募会或其他机构志愿者的特质。富有同情心让每个人都感觉很好，可以帮助创造一个更加安全、有爱和有趣的世界。所以，如果你恰好是某公益组织的成员，你可以想办法让你的孩子参与进来。如果你不是这些组织的成员，可以通过慈善网站等，与孩子一起学习如何表达同情心。你的孩子真的会被培养出一些伟大的价值观。以下有几个表达同情心的做法可以考虑：

- 向贫困地区的人们捐赠物品。
- 通过小额贷款帮助世界发展中地区。
- 到灾区当志愿者或捐助救灾工作。
- 帮助老年邻居护理草坪、除雪、修缮房屋和其他杂事。
- 想办法为移民提供住房。
- 写信给您的参议员或代表，以倡导立法来帮助对您重要的事业。

- 在动物收容所、食品库或社区需要的筹款活动中当志愿者。

圣诞节和其他冬季节日庆典是开始教授慷慨和善良的好时机，无论您家庆祝圣诞节、光明节、宽扎节，还是斋月结束后的甜蜜节，这些节日有共同的主题，就是鼓励人们感恩，做慈善，向我们爱的人赠送礼物。

如果我们让孩子放弃他们想要的礼物，他们会大发脾气！

你担忧的这一点，其他父母也会担忧。我们很多人会花太多钱买东西，尽管知道这样对孩子不好，但是我们这样做是为了让孩子不失望，或者更重要的是，让他们不生气或哭泣。这种内疚或者"让孩子保持安静"而消费的一个经典例子，就是节假日送给孩子一包礼物，里面装有视频游戏或其他类型的电子游戏娱乐设备。现在我真的不相信很多人会说"我觉得孩子坐在那里无休止地玩游戏是件好事"。但是事实上，孩子们经常安静地坐在那里，一个小时又一个小时地玩"星球大战""马里奥兄弟"等各种他们喜爱的游戏。此外，如果不给孩子们买这些礼物，他们会对我们生气吗？可能会。但是我们买的是一种好的安静吗？

既然你已经花了几分钟时间考虑想要教授给孩子的东西，现在我要问你一个问题：你到底为什么让孩子玩几个小时的游戏呢？诚实回答。是不是因为"玩游戏让他们保持安静"？很可能是这样。我从来没有见过一个保姆可以让孩子像玩游戏时那样安静待着。是因为"如果我的孩子不玩游戏，他就会没朋友"？如果你真的这么想，那么你会惊讶地发现，反过来也成立。实际上，过度沉迷游戏的人在网络世界之外很少拥有朋友。在网上或各种游戏机上玩电子游戏会导致社会隔离，如果父母不加干预的话，这种社会隔离会持续到成年。是因为"他们不想做其他任何事情，而且我太累了不想管他们"？如果是这样的，那么我非常能理解，但是我们要想办法提升你的能量。你看，人们总在争论玩电子游戏是否会让孩子变得暴力，但是我认为这不是重点。事实上，玩这些游戏对孩子来说非常愉快，但是通常不会教他们我们想教的价值观，而且会让他们高度上瘾。

玩游戏会上瘾吗？

是的，玩游戏会上瘾。事实上，就像乐事薯条之前的广告一样，"没有人可以只吃一个"。孩子们不会只玩一个游戏就停下来，音乐和视频将他们再一次召回来，按下按钮并再玩一局，又一局。只要你想玩，这些游戏就永远停不下来。它们持续刺激大脑的快乐中枢，让孩子们按下按钮，开启快乐之旅。在短暂的一段时间里，孩子们从未玩过到强烈渴望玩这些游戏。如果你曾尝试着切断孩子的"游戏毒品"（或者"上网毒品""智能手机毒品"），你的反应就会很痛苦，如同一个孩子看着父母将储藏罐、可卡因或其他东西冲进厕所。所以我们要改变这种模式，开始教给孩子真正重要的价值观。还有一个来自我们家的故事，可能会对你有帮助。

有一天，我回到家，发现儿子在玩他妈妈的手机。可能你现在的手机是最新的高科技智能机，我们家的还不是。我们家用的还是可怜的翻盖手机，只能打电话。儿子在玩的就是老式的翻盖手机，但是里面也有一些小游戏，比如"吃豆"游戏。

"吃豆"不是大型的高难度游戏，只是控制一个笑脸的小精灵，吃掉迷宫内所有的豆子，并且不被"幽灵"抓到。当儿子控制着小按钮时，他表情紧张得像一个外科医生在挽救生命似的。我看着他玩一局，失败；再玩一局，又失败；再玩，成功了一点，然后又失败。我让他停一会儿。他自然是没有理会我，因为男孩子通常更在意视觉而非听觉。所以我走近告诉他需要暂停一下。我说："我可以看你玩一会儿吗？我想给你看个东西。"

儿子吃惊地看着我，我继续说道："儿子，我想让你帮我做些事，你玩一局'吃豆'，然后停下来告诉我你的感受好吗？"他点点头。当他玩一局，我让他停下来看着我，我问他："你现在感觉怎么样？你开心吗？你想跟我一起玩吗？"他摇摇头说："不，爸爸，我想再玩一局。"不出意外，对吧？然后我说："好的，那就再玩一局，然后看看你感觉如何。"他玩完一局，我再问他玩够了吗，他当然说"没有，爸爸，我还想再玩一次"。我告诉他，"没问题，那就再玩一次，看看如何能玩够"。他继续玩，结果还是一样。

这时，我跟儿子面对面坐在一起，告诉他一个简单的道理。

我告诉他玩电子游戏的本质是游戏偷走了我们的时间，而且并不会让我们真正满足。不管我们玩多少次，也不管你过了多少关，你都没有真正获胜，玩游戏永远没有尽头，你也不会真的感到满足。几个小时玩下来，你没有时间和家人朋友相处，你也没有做让你内心快乐的事情。所以我们放下游戏，讨论了一些让我们感觉不错的活动，然后下楼，一起去玩曲棍球。这个活动非常有趣，给了我们想要的感觉（即使我被他打败了）。

正向练习的力量

让我们花点时间谈谈你是如何开始教孩子那些品质，这些品质是你真正想让孩子学到的。先来想想怎样教授新技能。首先，你需要决定教授哪些品质；其次，你需要决定何时何地教授孩子（还记得十秒法则吗，在十秒内说清楚你想表达的）。尽管我们一直在谈论"美德"或"令人钦佩的品质"，但是记住，大部分小孩和青少年不是天生懂得慷慨和富有同情心等。

为了帮助您的孩子体验到学习这些品质所带来的快乐，您必须设置合适的场景，并使用我们在本书中介绍的各种动机策略。所以在教授孩子品质之前，先回顾一下前面讲过的"正向练习"和"正向惩罚"策略，你可以用来教授和激励孩子，并寻找合适的时间开始。以下是一些父母如何开始向孩子们传授价值观的例子。

一位家长有两个6岁的儿子，经常打架，家长决定教授他们

"慷慨"。这位家长并没有长篇大论，某一天他决定是时候做出改变，教儿子们慷慨和分享了。一天，两个小家伙放学回到家，他们都饿了，到橱柜里找吃的。可惜他们只找到了一包美食，其中一个男孩叫道："这是我的。"另一个男孩说："你的已经吃完了，这包是我的。"于是他们打了起来，这位家长说："等等，你们两个都坐下。"

本来这位家长可能会说："由于你们的表现，现在谁也别想得到这包零食。"或者说："因为你们打架，今晚不能看电视了。"这位家长没有选择惩罚，而是决定借这个机会教授孩子什么是慷慨。但事情是这样发展的，这位家长说："你们两个为了一包零食，朝对方大喊大叫，我想让你们记住这是什么感觉。"经过短暂的停顿，家长拿起这包零食，在每个孩子面前倒了半袋，然后让两个孩子轮流问兄弟想不想吃。哥哥问弟弟想不想吃，弟弟说想，然后哥哥给弟弟一个，弟弟要说谢谢。之后反过来再重复这个举动。这位家长看着两个孩子这样做，起初感到挺尴尬。

当他们轮流做着做着，他们咯咯笑了起来。所有的零食都吃完后，这位家长问他们："慷慨分享的感觉怎么样？"这时，气氛和刚刚完全不一样了，两个孩子知道这是因为家长帮他们引出了内心更美好的东西。他们不再是自私和贪婪的，而是感受到慷慨带来的喜悦。他们非常喜欢这种感觉。相当棒！

这是一个关于正向练习的很好的例子，对于我们大多数人来说，当孩子做出某些我们不喜欢的事情时，我们的第一反应就是大喊大叫，纠正他们或者剥夺他们的一些东西，比如玩具，禁止他们看电视，玩游戏或者出去玩，或者任何孩子喜欢的物品或事情。心理学家把这种做法称为"负向惩罚"，因为我们通过拿走孩子喜欢的东西，而纠正孩子做那些令我们不喜欢的事。而在正向练习中，父母想办法通过让孩子练习用正确的方式处理事情，从而教授他们技能。

正向练习时时刻刻都能用到，我从棒球比赛中学到很多关于正向练习的东西。教会我最多的那位教练不是冲我喊叫、威胁我或者责骂我，而是告诉我要用"正确的方式"练习。有一天，我打三垒，连续丢失了四个球，我很尴尬，有些生气。教练叫了我的名字，但不是喊叫。我抬起头，他说"接住"，同时朝第三条底线扔过来一块石子，我接住了。他笑了笑，又扔过来一块，我再一次接住了。他扔来第三块，我同样接住了，教练说："记住只要你能接住石子，你就能接住任何东西。"我做到了。

我们都知道一个经验不一定适用于所有情境，但这可以是培养新技能或新品质的开始。就像我们通过让孩子做家庭作业，来确保孩子学会承担，我们也可以利用自私的时刻、尴尬的时刻、愤怒的时刻，通过练习以"正确的方式"处理事情，来教孩子慷慨、勇气和内心平和。再看一个例子，这个是关于善良和韧性的。

我们大多数人不用大老远跑来面对自然灾害。几年前，我的家乡经历了严重的自然灾害。2011年开学的第一天，一场大暴雨降临纽约宾汉姆顿。到了中午，河水上涨，学校接到撤离的消息。

校车送孩子们回家时，有些道路就已经被淹没了。最终所有的孩子都被送到家。不幸的是，数以千计的家庭却从此消失了。

在短短的几个小时之内，重大事件发生了。在这一天，我们这成了灾区，到处都能听到现场调查的声音。我个人从来没有在家乡的小镇见过这种场面，我们大多数人都没见过。在这样的时候，我们内心最好的和最坏的一面都被激发出来。在我诊所治疗的有些孩子的父母决定利用这个时机教给孩子善良。

我们诊所的一些孩子不但没有遇到危险，家里没有受到破坏，而且被教导善良，体会到善良带来的良好感觉。他们在父母的指导下，开始将自己的玩具送给困在体育馆和其他庇护所里的孩子们。还有孩子去教堂，帮忙为无家可归的家庭准备食物。青少年跟着爸爸妈妈一起，帮助搬开被水淹没的石板，给地下室清洗和消毒，并且为失去一切的人们带来希望和鼓励。父母们本来可能可以让这些孩子坐在家里看电视、玩游戏，继续他们以往的生活。但是他们没有这么做，而是让孩子体会到简单的善意带来的快乐。孩子们是无法从上网、玩一整天游戏，或者在智能手机上聊微博、发邮件和逛贴吧中学到这些的。

这些孩子在感受善良带来的美好体验的同时，还增强了韧性。你看，这些接受善意帮助的人不是只待在那里什么也不做，他们的房屋被淹没了，门廊被摧毁了，汽车被冲跑了。邻居们首先感到震惊而悲伤，但是当孩子们来时，他们发现没有人坐在那里等待救援，而是大人小孩一起将腐烂的碎片一块又一块地从家里拖出来。尽管人行道上堆满了碎屑，街道上满是灰蒙蒙的尘土，昏黄一片，但是不要忘记：在令人震惊的破坏性洪水面前，大家意识到最重要的不是物品，而是人。人们面对灾难的反应，让前去帮助的大人和孩子重新学习到重要的价值观。

不要等到灾难降临才行动

不用说你也知道，不要等待灾难降临才开始教授孩子这些品质。所以花一点时间想想你要教授孩子哪些品质，然后开始寻找一个合适的时机去教吧。一定会有机会的，只要你准备好不要大喊大叫，长篇大论，或者负向惩罚。你从什么时候开始不重要，重要的是，在我们每周一次讨论策略的会议上，你开始考虑对孩子重要的价值观，然后制订你的课程计划。

我在诊所听到有的父母教孩子分享他们的零花钱，不是将零花钱拿出一部分用于将来的大学教育，而是教孩子拿出十分之一的钱捐助给一些机构，用来给非洲、亚洲和南美洲的人们提供饮用水。还有一些青少年拿出他们兼职收入的一部分，每个月资助38美元，通过一些组织机构，给世界贫困地区的孩子提供食物、水、医疗和教育。当我和孩子们谈论，父母开始教他们这些品质时，他们体会到什么，我可以看到孩子们会有很明显的转变。毫无疑问，当你教授孩子宏伟的价值观时，孩子们也会感受到生命在发生改变。

家庭作业

当你考虑下一步该为孩子做什么时，也许是时候关注真正重要的事情了。我在治疗的过程中，鼓励家长开始这一步非常容易。令人惊奇的是，孩子们的反应很快，进步很大。不像建立其他目标行为那样难，当孩子们感受到慷慨、善良、有耐心、有韧性或者富有同情心时，这些行为很容易建立，虽然你需要引导孩子并通过正向练习指导他们，但你无须惩罚他们。所以选择一个你想给孩子培养的品质，开始享受孩子在这方面的进步吧。

11

父母也是人

在本章中，我把我所关注的重心稍稍转移一下。既然你们已经知道了注意力缺陷多动症是一种病症（就如同糖尿病、贫血症或者其他会影响人行为的病症一样），因此我希望你们能运用所学到的知识，尽自己所能去帮助孩子，在这个循序渐进的过程中使他们能一点一点地改善行为的方式。我也评述了药物使用以及维持平衡膳食（包括早餐和中餐都食用蛋白质）的重要性。我之前还谈论过父母可以制定家庭规则来告诫孩子：在生活中只有努力争取才能获得。我也分析过一些能提高孩子敏感性的方法，即鼓励孩子：犯了错误要改正；学会先了解别人需要什么、讨厌什么然后再解决问题。帮助孩子的方法有很多，但我要强调的最重要的一点是，让您的孩子感受到每天都有人在爱着他们，而他们对您来说总是具有非凡的意义。

那么，家长呢？自从孩子生下来，家长就把睡醒后的大部分时间花在了让孩子免受伤害上，试图找出办法来让孩子学会遵守秩序，树立责任感，记住听到了什么，等等。可以说，自孩子降生以来，家长们就一直在担任孩子的"大脑"，这是非常非常磨人的事情。你们最后一次坐下来规划自己的假期是什么时候的事了？让我们都来想一下吧。

很久以前，当您还只身一人时，你在不断努力找到自己的生存之道，不断想寻求乐趣，不断在思考怎样才能使自己看上去得体大方。好吧，您现在年纪是大了，可是事实并没有改变，您仍然需要去获得快乐，去把自己内在的气质表现出来。在这章里，我将提供一对父母对抗消沉的经历供您参考。我希望您能用心学好这一章。如果您身心俱疲，就很难再有力气按照本书去教育孩子了。

成年人关怀自己的活动

1.每天至少做3件自己真正喜欢的事情

让我们从这里开始吧。在我做心理学家的这几十年里，有很多人告诉过我他们整天都在为别人做事，因而觉得很累也非常沮丧。所以，首先我想您要考虑的就是每天您怎样做一些自己喜欢做的事情。

通常当人们听到这个时，就会觉得我是一个脱离现实的心理医生。其实不然，我是真的认为带着6个孩子的单身母亲很难在一个星期里抽出足够的时间来做自己想做的事情。我是说，如果您能照顾好您的孩子，那就已经非常好了。我想说的就是生活中那些最"简单"的快乐。

当孩子乖乖听话时，您就能腾出时间来观看您喜欢的表演。早餐时您可以津津有味地吃涂上了花生黄油和蜂蜜的面包圈。做饭时您可以放一些自己喜欢的音乐。您可以在工作间隙阅读一本有趣的或鼓舞人心的书籍，也可以在午餐的时候随手拿起一本自己喜欢的杂志翻阅。您可以去图书馆或者走进一家别致的小书店（不管带不带小孩），惬意地坐在椅子上，轻抿一口卡布奇诺咖啡，看着书，任由孩子自己去探索知识的世界。您也可以时常给朋友发发邮件，上上网。下午您可以来一根一直期待的士力架巧克力棒，下班后也可以在回家的路上吃香喷喷的炸鸡块。您还可以去做自己喜欢的运动。这样的例子我可以不断举下去，但是我希望您能明白我所说的。好好考虑吧！选出3件您今天就想做的事情。每天都这样，相信我，一定会有用的。

2. 蛋白质对父母来说也很重要，早餐和午餐得有20克的摄入量

坦白地说，您绝对不会在咖啡、香烟和甜甜圈里得到蛋白质。您为了获得成功而处处准备充分，但要是忽略了早餐中的蛋白质，那就有可能功亏一篑。早晨来临，一天的繁杂事物就此开始。您为了帮孩子准备上学而没能吃上早饭，所以就在上班路上随便喝杯咖啡来应付。到早上9点时，您觉得顶不住了便又喝下一杯咖啡（或者其他含有咖啡因的饮料），顺便吃了些甜点（甜甜圈、面

包圈、松饼），然后可能再抽支烟。也许您认为喝杯果汁能达到理想效果，但这只是您在跟自己开玩笑而已。您确实是朝正确方向迈了一步，但实际上做决策的大脑仅仅只吸收了更多的糖类物质而没有储备任何所需的营养。到目前为止，您的身体还是没有吸收到上午需要的20～30克蛋白质。到了中午，你会感到身心疲惫，当你回家见到孩子时状态也不会很好。

也许您根本不在乎自己的体重，于是在午餐时就不会考虑那么多而张口大吃，在快餐店来个巨无霸汉堡，再来一个中间夹肉和奶酪的大型三明治，或在附近的意大利餐馆来份意大利面和肉丸。如果没有吃早餐或只吃得很少的话，这类的午餐很可能会让您精神疲惫，并且不会让您在工作时或生活中进入一种高效的状态。

总之，关于在早餐和午餐时获取蛋白质的重要性的论述不仅仅是为了孩子。假如您早上觉得没什么胃口的话，可以来点以豆类为基础的蛋白质饮料（如豆浆）。讨厌豆子的味道？那就喝一点以乳清为基础的饮料吧。

您没时间做糕点？那也没事，晚上煮一些鸡蛋储存在冰箱里，第二天早上吃两个就行。您甚至都可以不吃蛋黄（蛋白质集中在蛋白部分）。早上时间太紧？您可以把煮好的火腿、鸡肉或者土鸡肉和奶酪卷在一起，带着出去吃。这样不仅能让您在早上工作时感到精神振奋，而且还能防止吃完午饭后出现疲劳感。总之，感觉到健康与舒适正是我们为您做的计划的一部分。

3.每个人 (甚至父母) 都需要梦想

滚石乐队的成员们就像一群哲学家一样,我赞同他们所唱的"失去了梦想你就失去了思想",这是很有道理的。我们的生活之所以有趣,一部分原因就在于我们一直有"对幸福的追求"。这里有个对抗消沉的办法:把自己的愿望列成清单。以下的句子能给您一些启发,把他们补充完整,想到什么就填什么:

要不是我到了现在这个年纪的话,我真想＿＿＿＿＿＿＿＿＿

在我走下坡路之前,我想要＿＿＿＿＿＿＿＿＿＿＿＿＿＿＿

如果我不害怕,我会去＿＿＿＿＿＿＿＿＿＿＿＿＿＿＿＿＿

即使这有点傻,我还是喜欢＿＿＿＿＿＿＿＿＿＿＿＿＿＿＿

要是我再有额外的600元钱,我会 ＿＿＿＿＿＿＿＿＿＿＿＿

我真希望能和我爸爸一起 ＿＿＿＿＿＿＿＿＿＿＿＿＿＿

我真希望能和我妈妈一起＿＿＿＿＿＿＿＿＿＿＿＿＿＿＿

我真希望能和我爱人或者朋友一起＿＿＿＿＿＿＿＿＿＿＿

我总想教给孩子 ＿＿＿＿＿＿＿＿＿＿＿＿＿＿＿＿＿＿＿

我总想学会 ＿＿＿＿＿＿＿＿＿＿＿＿＿＿＿＿＿＿＿＿＿

当我环顾我的房子或公寓时,我真希望我有精力去＿＿＿＿

对我来说很重要的事是,永远记得＿＿＿＿＿＿＿＿＿＿＿

做一些能让我们充满能量的事情,您能使用的示范不止这些。尽管去试试,看看会发生什么吧。做一些新鲜的事情能给我们提供某种能量,这些能量能让我们的生活减轻负担。

214

4.腾出一些时间给你自己喜欢的人

如果你结婚了，或者正在谈恋爱，又或者与您的大家庭的成员关系亲密，再或者跟很多朋友保持着友谊，那么您就该确信自己是珍惜这些关系的。这是让您在痛苦时光里觉得轻松的主要活力来源。下面是一些能让您维系这种关系的建议：

每天，问问你自己："我都做了哪些能让我的配偶、所爱的人或者朋友感觉到我对他们来说是很重要的事情？"就像我们需要一日三餐一样，您的配偶或者所爱之人在一天里最好也能享受到三次"爱"的美餐。想想看您是怎样把您的爱传达给您所爱的人的。我们时常会体会到自己付出的努力并不为他人所接受。而人们不接受的原因就在于您的努力没有被解读为"爱"。在工厂里工作一整天也许就是您对家人说"我爱你们"的方式，但是您的妻子也许会认为："要是他爱我，他晚上就应该把小孩照顾好，我才能去把衣服洗完。"好好想想，找个方法去实践您的3件爱心行动吧，结果会让您大吃一惊的。

每周，您得抽至少一天的部分时间单独和您爱的人度过，和他（她）做你们俩最喜欢的事情。哪怕是边吃爆米花边观看《安迪·格里菲思秀》（一个我和我妻子都钟爱的晚间节目）的录像都没关系。哪怕你们只是安静地坐在一起，问问彼此"我还可以为你做些什么，来表达我爱你"。重要的是你们俩在一起，这是你们的时间，你们可以自己把握。

每几个月（一个季度），您可以试着外出通宵游玩一次，不要带上孩子。因为我们时不时都需要恢复一下被掩埋了的青春活力，好在亲朋好友会经常互相帮忙照看小孩，您可以把孩子交给他们一天。即使只出去一晚上，即使那个地方离家很近，这也会是一种精神的恢复。而且如果离家近的话，您很容易就能回到照顾孩子的岗位上，更何况您只不过离开一个晚上。

善意的、富有同情心和慷慨的行为也可以带给我们能量，我们大多数人能意识到这一点，但是当我们感到疲劳时，就会忽略那些美好的回忆。正如我们在前一章所说的那样，让你的家人做出善意的、富有同情心和慷慨的行为，会增加能量。在家里，在万圣节这样的小节日里也可以做。万圣节前几天，我们离开家去拜访朋友，我们会在他们的门上贴一张写着"你已经被捣鬼了"的小鬼图案。第二天，我们做一些好吃的，在万圣节前一晚到朋友家，按下门铃，放下礼物，然后跑掉。我们的孩子很喜欢做这件事。在万圣节的时候，我们家人会花一下午时间，为邻居烘焙松饼、饼干和其他食物。我的小家伙们去"捣鬼"时，他们带去好吃的食物，也会得到一些食物。在圣诞节时，我的儿子们陪着我和妻子，去养老院拜访，唱颂歌，播撒爱。当我8岁的儿子们说"圣诞快乐"，并且送给他们糖果手杖时，你可以想象人们脸上洋溢的笑容。我们和孩子们创造的微笑和回忆充满人们的心，所以你和孩子们开始考虑创造善意的行为吧。

5. 重新发现你的道德准则

前面我跟你谈到孩子的自信来源时，提到了自尊与个人的道德准则之间有联系。我们大多数人因为快乐、绝望、焦虑和愤怒而作出选择，这完全违背了我们的道德准则。即使我们没法改变这些选择，但还可以重新发现自己的道德准则，并开始寻找符合你信仰的新生活方式。人们几乎都有遗憾，但如果一直想着你是怎样犯错误把事情搞砸了，这样的负担会阻碍你养育成功、自信的孩子，一个成功、自信的孩子会为自己的错误承担责任，会道歉，弥补过错并继续向前。所以，如果你因为做出较差的人生选择而产生内疚感，并感到压力，那么按照你教给孩子的做法来做吧：道歉，想办法弥补，并且开始过符合你道德准则的新生活吧。

6.不要孤立自己，为抚养孩子而寻求支持吧

生活中的有些任务我们是不能单独完成的，要成功地养育患有注意力缺陷多动症的孩子就是其中之一。为了帮助孩子在家里、学校、操场以及最终在工作上和与成年人的关系上获得成功，您需要得到帮助。与一位深知注意力缺陷多动症患者各种症状并能熟练使用各种所需疗法的健康护理专家建立好关系是重要的第一步。如果目前孩子只在接受药物治疗，那么您就需要在您的生活圈里寻找其他资源了。正如我在本书里通篇强调的，有许多问题是药物不能解决的。

还有一个可行的办法就是向孩子的儿科医生咨询，让他（她）帮忙推荐一个心理医生或者擅长治疗注意力缺陷多动症的精神健康专家。另外一个有效的办法就是去联系关注注意力缺陷多动症

的国际性组织。他们的成员会告诉您精通注意力缺陷多动症治疗的最容易取得联系的专业人士的姓名。这些人能够很好地为您的孩子制订治疗计划，系统的计划会比单独用药好得多。

如果通过这种支持团体您仍然无法在您所在的区域找到专家，那么大学的医疗中心也会对您有所帮助。大多数以大学为依托的医疗中心都会有专治儿童青少年心理或精神疾病的治疗专家和心理学家，他们可以帮您治疗注意力缺陷多动症，或者至少能帮您在附近找到这样的能手或专家。还有一种方法，那就是参加在您家附近的大学或者学院临床心理学方面的研究项目。

最后，有了互联网，您与其他注意力缺陷多动症儿童父母网络联系更加方便。拥有了解这方面知识的朋友也是一件幸运的事。

家庭作业

家庭作业？什么家庭作业？这章就是告诉您如何休闲与娱乐。给自己一点时间吧。记住，简单的快乐往往就是最好的。

12

来之不易

无论任何时候读完一本关于抚养的书，我都会觉得少了一些东西。不管书里给出的建议多么明智，想法多么可行，我总能意识到学习过程的不易。您应该也有所体会。从某种程度上来说，您的孩子不太可能"很好"，我希望这本书涉及的一些课程能派上用场。也许，您的孩子不那么容易发火了，也许他在学校表现得更好了，也许您不需要再用一本备忘录提醒他（她）该做什么了。然而，问题是孩子还是会哭泣、苦恼、躁动不安，而且不时地逃避那些需要不断努力的任务。所以当家长们完成了我的10期活动后，假装"一切都很好"是没有什么意义的。

　　我曾经给家长们上过很多次课，而大部分家长都存在一个很大的问题，那就是如何把所学的东西应用到实践中去。可能您也存在一样的疑惑。在本章中，我将和大家分享一下家长们通常会遇到的问题，同时我也会给您一些克服它们的建议。让我们先来看看您现在处于整个过程的哪个阶段。

　　在开始阅读本书的时候，您已经列出了一个最希望自己孩子改善的40项内容。从那时起，您开始了解注意力缺陷多动症的成因、营养的重要性、制订一个支持性方案的必要性、药物治疗的一些好处，以及能改善注意力缺陷多动症儿童、青少年生活质量的其他方法。最重要的是，请思考一下您的家庭生活，以及孩子是怎么学会新技能的。

在这本书里，我强调学习需要分步进行。首先，您必须计划一下要让孩子学什么，同时提前给他（她）一些信息；其次，在矛盾比较突出的情况下，不要尝试开始新课的教育；第三，孩子需要被告知（简单直接的）什么是您想要他们做的，什么是你不想他们做的；第四，孩子需要意识到，如果他（她）没有按照您的要求去做，会有什么特殊的结果（最常见的一种是，限制他们的生活，指导他们按照要求去做，并且做一些别的事情来弥补）；第五，如果孩子向您发脾气，或向您抱怨并且给您带来很多麻烦，那他（她）需要道歉并用某种方式弥补，然后遵从您的指导。

下面来考虑您给孩子设计的课程，我需要您分析一下您的课程计划并且考虑过去发生的事情的影响。您对您的孩子说了什么？您的孩子做了什么？孩子行为的结果是什么？孩子如此频繁地坚持以往的方式：争吵、抱怨、逃避、拒绝合作。如果挑衅或回避的结果是让您退却，那是不会有进步的。就像一个小男孩跟我说的，"我为什么要按照父母的要求做？如果我做了，他们只会让我做更多。而如果我不做，他们就不管了或者让我哥哥做，或者他们自己来做"。如果家长不清楚他们想要什么，如果孩子的行为没有带来任何结果，那么是不会有任何变化发生在孩子身上的。

　　在本书里，我需要您思考一下您的家庭生活，您真正想教给孩子什么。每天抽出一些时间陪陪孩子，我觉得这一点是非常重要的。我建议您考虑在家庭内部建立一个"无攻击行为约定"，让您的家庭成为一个没有攻击、讽刺、挖苦的地方。我同样强调每周一次的家长计划的重要性，即对孩子的学习内容和教学方法进行改进的一个时间安排。您需要教育孩子学着体会别人的想法和需要，并由此学会怎么解决问题。最后，我提出一个显而易见的事实——如果您想成为一个高效的家长，就需要有爱心、友谊、乐趣以及健康的饮食。那么，您现在怎么做的呢？您的家庭正朝着正确的方向前进吗？希望如此，当然很可能还有提升的空间。下面请花几分钟完成这个"培养计划量表"，您会更明确地知道现在需要做什么。

培养计划量表

（在是或否下面画"√"）

治疗计划：基础项　　　　　　　　　　　　　　　　　是　　　否

（1）我的孩子在医院检查过，因为一些生理疾病会引发类似多动症的症状。　　　　　　　　　　　　　——　　——

（2）眼科专家检查过我的孩子是否有视觉障碍，听力学专家检查过我的孩子是否有听觉障碍。　　　——　　——

（3）我的孩子接受过多动症药物治疗或脑电图生物反馈。　　　　　　　　　　　—　　—

（4）我的孩子至少摄入了20克蛋白质。

a.早餐　　　　　　　　　　　　　　　　—　　—

b.午餐　　　　　　　　　　　　　　　　—　　—

（5）我的孩子每晚至少睡8个小时。

（6）我的孩子已经和特殊教育机构联系过并且已经制订了教育规划（或正在进行）。　　　—　　—

（7）我的家庭同意达成家长和孩子间没有攻击行为的约定。　　　　　　　　　　　　—　　—

（8）我组织了每周一次的会议来回顾我的孩子要达到的目标。　　　　　　　　　　　—　　—

治疗计划：技能提升项　　　　　　　　　　是　　否

（1）我的孩子遵守家庭规则。

a.上学前　　　　　　　　　　　　　　　—　　—

b.放学后　　　　　　　　　　　　　　　—　　—

c.晚饭后　　　　　　　　　　　　　　　—　　—

（2）当我的孩子不遵守家庭规则，不适当地表现出强烈的愤怒、悲伤或焦虑时，我：

a.采用"时间停滞"法　　　　　　　　　—　　—

b.坚持让他道歉　　　　　　　　　　　　—　　—

c.需要让他用正确的方式练习　　　　　　—　　—

d. 需要让他做些额外的事情"弥补" —— ——

（3）当我的孩子遇到困难时，他会寻求我的意
见和帮助，和我一起做"头脑风暴"寻求解决办法。 —— ——

（4）我的孩子参加同龄人活动。 —— ——

（5）我的孩子参与关于他人爱好的谈话。 —— ——

（6）我的孩子把每天的活动和责任记在黑板、
手机或其他可见的提示栏上。 —— ——

（7）每天我要花至少15分钟和我的孩子一起进
行娱乐活动。 —— ——

（8）我鼓励孩子至少培养一项社会美德（比如
慷慨、善良、有同情心）。 —— ——

治疗计划：家长自我关注 　　　　　是　　否

（1）每天做3件我喜欢的事。 —— ——

（2）我至少摄入了20克蛋白质。

a. 早餐 —— ——

b. 中餐 —— ——

（3）现在我正为实现我的某个"梦想"而努力。 —— ——

（4）我用我的伴侣喜欢的方式向她（他）表达
爱意。 —— ——

（5）我每晚至少睡7个小时。 —— ——

现在您完成了这个问卷，让我们来看看答案吧。如果您在治

疗方案中的"家长自我关注"和"基础项"部分符合要求，但在"技能提升项"方面存在困难，花几分钟思考一下您的教育计划吧。您所要求的技能并没有得到提高，回想一下您是否告诉了孩子您的要求，是否使用了一些有效策略，比如"时间停滞""致歉"和"改进"，或者把它们结合在一起。如果没有，和您的孩子谈谈，回顾一下教学计划，然后重新开始。

如果您在"基础项"和"家长自我关注"部分没有符合要求，没关系，因为有很多家长有同样的问题。家长的努力经常在这两方面陷入泥沼。然而，如果您想要成功地帮助您的孩子，这是不可忽视的两个部分。下面是一些家长经常遇到的问题以及应对措施。

问题1：您的孩子仍然对多动症的"第一线"治疗（比如刺激性药物）保持低回应，并且看起来也没有从您的努力中学到什么。

建议：保证孩子也接受过问卷中列出的其他条件的测试，而且您注意到了进食和睡眠方面的问题。如果忽略了这一至关重要的步骤，请重新考虑一下。在您开始结合药物治疗或得出结论（您的孩子是情绪失调）之前，让孩子接受其他医学条件的检查，并且注意进食和睡眠障碍。

问题2：您的孩子对刺激性药物没有反应，但又没有其他生理、营养或睡眠方面的问题。内科医生增加了药物剂量却使情况更糟了。

建议：也许可以让您的孩子接受一个定量的脑电图评估，我的诊所的研究指出对哌醋甲酯类药物有反应的多动症病人都存在一个共同特征，就是大脑的前部和中部的中线地区呈现低活动性。来自美国、加拿大和澳大利亚的研究人员也提出过同样的观点。然而，这个研究也指出10%～20%的注意力缺陷多动症病人不存在这样的"低活动性"，也不对哌醋甲酯类药物有良性反应。反复试验后得出的结论是可以先进行定量的脑电图评估。如果不存在上述低活动性，则可考虑使用苯丙胺盐（如安非他命）、无刺激的多动症的药物（托莫西汀），单独使用抗焦虑药物（可乐定或胍法辛），或与苯丙胺盐配合使用。家长需要和孩子的医生商量后作出选择。

　　问题3：服药后，您的孩子表现出一些进步，但仍然扰乱课堂秩序且不完成家庭作业。校方认为您的孩子懒惰且不愿意为您提供评估。

　　建议：写一封信给特殊教育协会的主席或其他当地管理和协调特殊儿童教育的负责人。告诉他们您的孩子已经被诊断为注意力缺陷多动症（附上健康中心提供的书面诊断书），请求对多动症表现出的学习障碍和功能性衰退进行评估（正如各州法律规定的一样）。地区政府一定会对这样的书面请求作出回应。同时，在评估完成后会形成一个个体教育计划（IEP）或504调整计划，对学习障碍和功能性衰退的问题给予帮助。然而，这些计划并没有解决动机问题，当傍晚许多孩子开始做作业时，药效却在下降。

学校可以提供"资源教室老师"这种形式的帮助，这些老师可以确保学生记录任务，组织学习材料并带回家，但是这种帮助没有真正解决孩子动机缺乏问题，以及停药后的注意力集中问题。

为了解决这些问题，我有几个建议。首先，我强烈建议当孩子白天没有完成并上交作业时，学校应当天告知家长。大多数学校都可以通过电子邮件联系家长，这是最简单的方法。如果有必要，学校也可以给家长打电话。如果家长不知道孩子白天没有完成作业，就没法解决完不成任务的动机问题或生理原因。

其次，如果孩子没有完成任务，那么他（她）不仅需要完成这项任务，还需要额外完成一项父母或老师布置的这个科目类似的任务。如果孩子没有工作表或压根儿"忘记"作业，父母应该自行给孩子布置两个作业（如两道数学题；阅读关于一个历史事件或历史人物，或者一个科学事实或发现，然后写一篇关于这个话题的文章）。如果老师很难对学生没完成作业每天做记录，那么就每周做一份进度报告吧。报告需要写明作业的详细情况，以便学生在周末完成。只有当孩子完成报告上列出的未完成任务时，才能参加周末的娱乐活动（时间停滞）。他们还需要做一些额外布置的作业，来激励他们按时完成任务（正向练习）。如果他们生气、哭泣等，他们需要做一些对你有益的事来弥补你（正向惩罚）。

再者，如果注意到完不成作业的模式，你应该咨询孩子的医生或心理学家，看是否需要增加下午的药量。我发现，许多孩子只是在晚饭后没法集中注意力写作业，从而引发可怕的争吵。为了解决生理问题，可以在午饭后或刚放学时（下午3点），增加快释型兴奋剂药量（如利他林、弗卡林、安非他命）。增加这些药物可以帮助改善注意力来完成作业。

最后，一点预防措施通常能得到很大的治疗效果，我发现在孩子放学回家前就安排好家庭作业很有帮助。这可以通过几种方式来做。对于初中生和高中生，一个学习室加一个资源室，通常足够让他们完成家庭作业。对于患注意力缺陷多动症的高中生，与其剥夺他们在学习室的时间，让他们三年内神奇地完成学业并修满大学学分，不如让他们在学习室完成课程学习，这样意义更大。当学生难以按时完成作业，有些学校会开设家庭作业俱乐部或者多花点时间让老师辅导学生完成。美国有些社区的男孩女孩俱乐部、基督教青年会、教堂以及其他社会机构都提供家庭作业俱乐部。

这些都不方便？那就考虑找一名高中生、大学生或者具有硕士学位的失业教师，安排他跟您的孩子在图书馆、星巴克或其他公共场所见面。雇这样一位家庭教师每周4天辅导孩子，帮助解决问题，花费远低于找心理学家或医疗保健者探讨一次孩子不写作业问题和在家争吵问题。想想吧。

问题4：到晚上之前，一切看起来都很顺利，因为您的孩子白天服用的刺激性药物让他保持放松。然而一到晚上，孩子又开始争执，大发脾气，不遵守规则，而且不去睡觉。

建议：可以考虑药物治疗、营养、心理方面的策略。药物治疗对这类问题有一定帮助，包括在晚上使用一些抗高焦虑的药物（如可乐定）可以减少攻击性，促进睡眠。同时注意监控他（她）晚上的饮食，您可能会发现他（她）早餐和午餐没有摄入足量蛋白质，晚上继续吃东西或者喝刺激性的饮料（高糖或含咖啡因），这些东西会延迟睡眠。对于这个问题，一个有效的方法是晚饭后减少碳水化合物和糖类饮料的摄入。一些教育策略（如道歉、第二天下午做一些改正或弥补的事才能被允许出去玩）也会有帮助。

问题5：您一刻不停地和孩子争吵，根本没有精力去安排"教育会议"，去思考该做什么。

建议：让我们从您的基本自我关注开始。如果您经常像个疯子一样争吵，不要期待什么积极的改变，除非你彻底地放弃。所以，不如休息一下并且相信一定会有好的想法来帮助您的孩子，开始每天早午饭摄入20克蛋白质，每天做一些自己想做的事。我认为在匿名戒酒协会里有一个想法很有用，那就是一定要注意"HALT"（饥饿 Hungry，愤怒 Angry，孤独 Lonely，疲劳 Tired）。当人们陷入"HALT"时，就容易再次陷入曾经的不良习惯。不管怎样，我们都只是人，如果您感觉事情好像已经无法控制了，先从自己着手，并注意自己的"HALT"，然后回到这本书上，看看您想进行的技能提升部分，重新开始。如果这样做了之后仍然不见成效，您还是觉得很压抑，找个时间约医生谈谈，您很可能也有一些没被诊断出的疾病，或者正如您怀疑的一样，您也有多动症，需要有效的治疗。

图书在版编目（CIP）数据

　　家有顽童：孩子有了多动症怎么办？：原书第2版 /
（美）文森特·莫那斯特拉（Vincent J. Monastra）著；
雷秀雅，韩璞译.—重庆：重庆大学出版社，2018.12（2022.2重印）
（心理自助系列）
　　书名原文：Parenting Children With ADHD:10
Lessons That Medicine Cannot Teach
　　ISBN 978-7-5689-1172-6

　　Ⅰ.①家… Ⅱ.①文… ②雷…③韩… Ⅲ.①儿童多
动症—家庭教育 Ⅳ.①R748②G78

　　中国版本图书馆CIP数据核字（2018）第215647号

家有顽童：孩子有了多动症怎么办?（原书第2版）
JIAYOU WANTONG: HAIZI YOULE DUODONGZHENG ZENMEBAN?

［美］文森特·莫那斯特拉（Vincent J. Monastra） 著
雷秀雅　韩璞　译

鹿鸣心理策划人：王　斌
策划编辑：敬　京
责任编辑：敬　京
责任校对：邬小梅

重庆大学出版社出版发行
出版人：饶帮华
社址：（401331）重庆市沙坪坝区大学城西路21号
网址：http://www.cqup.com.cn
重庆市国丰印务有限责任公司印刷

开本：787mm×1092mm　1/16　印张：16　字数：173千
2018年12月第1版　2022年2月第2次印刷
ISBN 978-7-5689-1172- 6　定价：56.00元

版贸核渝字（2016）第046号